肥満症への診療姿勢は、精神・心理的に何らかの歪みがあることを想定し、その把握も含めて診断をし、患者さんが自らその気になり自己制御できるまでを見届けるまでが肥満治療であるとの考え方が必要です。

　問題は、内科医、外科医がこれらは精神面を専門とする職種の領域であり、自分たちには関係がないと割り切ってしまうことです。実はチーム医療の中心である医師こそが、率先して肥満症患者の精神・心理的背景の理解を深める必要があります。それを助けるため、日本肥満症治療学会メンタルヘルス部会が編纂を行ってできたのが本冊子です。

　本書は、決して心理、精神科分野の医師、医療スタッフへ向けたのものではなく、一般内科医、外科医のみならず全科の医師、医療関係者に目を通して頂きたいとの想いをもって書かれています。本書を読めば、如何にこれまでの肥満症に関する診療が一方向であったか、あるいは、患者さんはこんなに苦しんでいたのかを、ご理解頂けるものと思われます。そして、患者さんと同じ目線に立っての対応、対策法が解かりやすく述べられています。

　いわゆる専門書、ガイドラインとは異なる手引書として、まとめていただいた日本肥満症治療学会メンタルヘルス部会の諸先生方には、心から感謝の意を表します。

　本書が、肥満症患者さんに携わる医師(内科系、外科系)及び医療スタッフの診療の一助となることを祈ってやみません。

目次

はじめに	5
Ⅰ 肥満症の心理的ケアをどのように考えるか	7
Ⅱ 肥満症患者の心理と行動	8
1 肥満症患者の食行動の特徴	8
2 身体活動の特徴と生活の制約	11
3 肥満症患者の心理の特徴	12
4 精神疾患という見方からの検討	15
5 実際に役立つ心理テスト	18
Ⅲ 肥満症患者の心理と行動に関係する要因	21
1 生育歴の問題と現在のストレス因子	21
2 知的能力と教育	25
Ⅳ 心理的ケア：実際の方法	27
1 心理的ケアの基本：「協力的な治療関係」の形成とその中で行う指導・教育	27
2 肥満症の治療に対する患者の準備性の判断と動機づけの方法	31
3 認知行動療法とその日常臨床への応用	33
4 むちゃ食い障害／過食性障害と診断されたときの肥満症の治療とケア	38
5 うつ病と肥満症が併発しているとき	40
6 統合失調症患者に肥満症が起こったとき	43
7 外科的治療における心理的評価・治療とケア	45
Ⅴ チームとして行う心理的治療とケアの実例	48
1 実例1：関西医科大学健康科学センター	48
2 実例2：滋賀医科大学医学部附属病院	50
3 実例3：東邦大学医療センター佐倉病院	52
4 実例4：四谷メディカルキューブ	56
Ⅵ 認知行動的特徴による肥満症患者4分類とそれに基づく対応	58
巻末付録　　抗うつ薬と抗精神病薬を数ヵ月以上使用したときの体重変化	61
索引	62

はじめに

　肥満症の治療は、医療者がいくらがんばっても、患者がその気にならなければ良い結果は得られない。たとえば、患者の中には「太っているが、たいしたことではない」「ダイエットはしている。私は水を飲んでも太る」などと言う人がいる。投げやりになって、「放っておいてくれ。どうなろうと、私の人生だ」と述べる人もいる。また、内科的治療や外科的治療をして体重が減少しても、多食が再現し、体重がリバウンドしてしまうこともまれではない。このようなときに医療者はどうしたらよいのだろうか。

　そのほかにも、肥満症の発病と経過、治療の実施とその効果に、患者の心理と行動は大きな影響を与えている。あるいは、肥満症は、肥満という身体的な症状だけでなく、患者の心理と行動の問題を合わせた全体であると言うこともできる。したがって、肥満症の診療では、包括的な患者理解と治療が不可欠であり、心理的ケアはその重要な一部分になる。

　一部の専門性の高い心理的ケアは、心理士、心療内科医や精神科医が担当すべきだろう。しかし、実際には心理士、心療内科医や精神科医が単独で何かを行っても肥満症の改善はほとんど期待できない。なぜなら、肥満症の診療はチーム医療であり、心理的ケアもチームの医療者が分担し、協力して行ってはじめて効果が現れるからである。

　本書では、このような考え方に基づき、肥満症の診療に関わるすべての医療者が知っておきたい患者の心理と行動の特徴、心理的ケアの考え方と方法などをできるだけ具体的に書くことを心がけた。読者の中には、心理的ケアは敷居が高いと感じる人や心理的ケアは自分の役割ではないと思う人がいるかもしれない。しかし、心理的ケアの大部分は、患者に対する接し方の工夫であり、難しいことでもさほど手間のかかることでもない。本書が、読者の日々の診療に少しでも役立つならば、まことに幸いである。

I 肥満症の心理的ケアをどのように考えるか

　読者の中には、心理的ケアは敷居が高いと感じる人や心理的ケアは自分の役割ではないと思う人がいるかもしれない。心理的ケアの大部分は、患者に対する接し方の工夫であり、難しいことでもさほど手間のかかることでもない。このような心理的ケアについて、はじめに概略を述べておきたい。

1 なぜ心理的ケアが必要か

　「肥満症という病気は、肥満という身体的な症状だけでなく、患者の心理と行動の問題を合わせた全体である」という見方は重要である。たとえば、医療者がいくらがんばっても、患者がその気にならなければ、肥満症の診察は進まない。また、肥満症の原因の1つは、多食などの患者の行動と、このような行動を引き起こす患者の心理である。患者の心理と行動の問題を改善することができれば、内科的・外科的治療の効果もさらに上昇するものと思われる。すなわち、肥満症の診療では、包括的な患者理解と治療が不可欠であり、心理的ケアはその重要な一部分になる。

2 心理的ケアの2つの役割

　心理的ケアには2つの役割がある。その1つは、上に述べた肥満症の原因の1つである患者の心理と行動の問題を改善することであり、これが心理的ケアの中核になる。それとともに、肥満や肥満症の診療に伴って生じる患者の苦痛を和らげることも心理的ケアの役割である。医療者がこの2つの役割を意識することは、自分が今、何をしているのかを明確にするために有用である。

3 実際に何をすればよいのか

　心理的ケアには2つの役割があると述べたが、心理的ケアの主要部分は両者に共通である。それは、医療者と患者の協力的な治療関係を築き、その中で適切な指導・教育を行うことである。本書で、このときの考え方と方法を述べるが、読者の見通しをよくするために、具体的な項目をあげると以下のようになる。

> ❶ 肥満症患者の心理と行動について一般的な知識を学ぶこと
> 　（本書の、主に第Ⅱ章と第Ⅲ章に記載）
>
> ❷ ❶をもとに、患者1人ひとりに実際に起こっていることを知るための方法を学び、練習すること（主に、第Ⅱ章と第Ⅲ章に記載）
>
> ❸ 医療者と患者の協力的な治療関係を築き、その中で適切な指導・教育を行うための方法を学び、練習すること（主に、第Ⅳ章に記載）
>
> ❹ 患者の心理と行動を変えるための方法を知り、練習すること（主に、第Ⅳ章に記載）

　このうち、特に❶〜❸は、職種に関わらず、肥満症に関わるすべての医療者に求められることであろう。

〔堀川直史〕

II 肥満症患者の心理と行動

　心理的ケアの出発点は、その人に今どのようなことが起こっているのか、患者1人ひとりの心理と行動を知ることである。患者と率直に話し合い、疑問があれば質問して、その人の心理と行動を理解することが重要である。

　このときに、肥満症患者の心理と行動について一般的な知識をもっていると、患者との話し合いが円滑に進みやすく、話題の範囲を広げることにも役立つ。

II-1 肥満症患者の食行動の特徴

ポイント

▶ 肥満症患者の食行動で最も重要な特徴は、感情をコントロールするために食べることと、減食とその挫折を繰り返していることである。
▶「病的な」むちゃ食いの最も重要な特徴は、摂食衝動を抑えることができずに多食することである。
▶ 日中の多食が目立たず、夜間だけに食行動の問題が起こる場合は、「睡眠関連食行動障害」と「夜間摂食症候群」の可能性がある。

Q1 肥満症でよくみられる食行動にはどのようなものがあるでしょうか？

　肥満症患者の代表的な食行動の特徴[1-7]を表1-1にまとめた。この中で特に重要なものは、「感情をコントロールするために食べること」と「減食とその挫折を繰り返していること」の2つである。

1 感情をコントロールするために食べる

　これは、何らかのきっかけがあって抑うつ気分、心配、怒りなどの感情が生じたとき、または漠然とした不安、空虚感などが持続しているときに、これらの感情から逃れるために食べることである（注1-1）。このときには、空腹感がなくても食べ、甘いものと脂肪の多いものを食べることが多い。

2 減食とその挫折を繰り返す

　食欲は基本的な欲求であり、食事はその人の生活や生き方に密接に関係している。したがって、減食を続けることは難しく、挫折することが多い。肥満症の治療の際には、患者がきびしい食事療法を守ることは、医療者が思うよりもはるかに実行困難な課題であり、多くの患者がこれに失敗することは当然で、「患者の意志の弱さのためではない」と考えることを前提とすべきであろう。それでは、そのときにどうするのか、これが本書で述べる最も重要なことの1つである。

表1-1 肥満症患者の食行動の特徴

①	感情をコントロールするために食べる
②	空腹感がなくても食べる
③	甘いものと脂肪の多いものを食べる
④	減食とその挫折を繰り返している
⑤	食べることが好きで、満腹せず、多食する
⑥	夜間の摂食

文献1-7)に基づいて作成した。

なお、患者が「食べることが好きで、満腹せず、多食してしまう（表1-1⑤）」と話すときは、さらに詳しく気持ちを聞くべきである。話すうちに、「ストレスが続いている」「何となく不安で、安心して生きることが難しい」などと打ち明けることもある。そして、このような苦痛から逃れるための手段が多食であり、本当は感情をコントロールするために食べていた（表1-1①）ことがわかる場合もまれではない。

注1-1　「ストレスが強いと食べる」と言う患者がいるが、これは感情をコントロールするために食べることと、ほぼ同じ意味である。ストレスという言葉は頻繁に使われるが、意味は曖昧なことが多い。何らかの出来事または持続的状況が刺激になり（これを「ストレス因子」と呼ぶ）、生体恒常性（ホメオスタシス）が乱れた状態が「ストレス状態」である。ストレス状態ではさまざまな心身の変化が生じるが、これは「身体的な変化」「感情の変化」「行動の変化」の3つに分けられ（表1-2）、行動の変化の中に気晴らし食いやむちゃ食いが含まれる。ストレス因子とストレス状態についてはQ8でも述べる。

表1-2　ストレス状態で生じる心身の変化

分類	実例
身体的な変化	疲労 筋肉症状（筋肉のこりや痛み） いわゆる自律神経失調症状
感情の変化	ゆとりがなくなり苛立ちやすい 悲観的になりやすい
行動の変化	ミスが増える、能率が悪くなる、酒やたばこが増える、買い物が増える、ギャンブルが増える 気晴らし食い、むちゃ食い

ストレス状態ではさまざまな心身の変化が生じる。これらを上の3つに分けることができる。この行動の変化の中に、気晴らし食いやむちゃ食いが含まれ、その一部が肥満症の原因になる。

Q2　「むちゃ食い」とはどのような食べ方をいうのでしょうか？

気晴らし食いやむちゃ食いは、特に感情をコントロールするために食べるときに頻繁に生じる。しかし、このような食行動のすべてが肥満症を引き起こすわけではない。

肥満症の原因になる「病的な」むちゃ食いの特徴[1-7]を表2-1に示した。これをまとめると、一度にたくさんの量（ときには極端な多量）を早く食べる（①～③）、空腹感がなくても食べ、摂食衝動を抑えられない（④、⑤）、食べている間は気持ちが楽になるものの（⑥）、同時に多食を恥ずかしいと感じたり、あとで後悔したりする（⑦、⑧）ということになる。このうち、摂食衝動を抑制できず多食することが特に重要な特徴である。

このような病的なむちゃ食いの特徴の多くは「過食性障害」（注2-1）の診断基準に含まれている。しかし、診断基準の必須症状は、一度にたくさん食べること、摂食衝動を制御できないことという2つであり、そのほかの特徴は必須症状ではない。すなわち、過食性障害と診断されない人にも病的なむちゃ食いがあり、それが肥満症の原因になり得ることを知っておきたい。

注2-1　過食性障害の英文は「Binge Eating Disorder」である。これまでは「むちゃ食い障害」と翻訳されてきたが、現在の正式な日本語表記は「過食性障害」である。これについては、Q10、Q34でも述べる。

表2-1　「病的な」むちゃ食いの特徴

①	一度にたくさん食べる
②	吐きそうになるまで食べる
③	食べ方が早い
④	空腹感がなくても食べる
⑤	摂食衝動を抑制できない
⑥	食べている間は何も考えないですむ 頭がぼんやりするので楽になる
⑦	隠れて食べる
⑧	食べたあとの後悔、自己嫌悪

文献1-7）に基づいて作成した。

Q3　夜間の多食と、その対策について教えてください。

日中の多食が目立たず、夜間だけに食行動の問題が起こる人もいる。その場合は、「睡眠関連食行動障害（SRED）」または「夜間摂食症候群（NES）」の可能性がある。原因はまだ明らかでないが、いずれも睡眠障害あるいは概日リズム障害の視点から、主に生物学的な研究が行われている。

SREDとNESの症状およびそのほかの臨床的特徴、現在行われている治療[8,9]を**表3-1**にまとめた。SREDもNESも20歳代の女性に多い。SREDは夜間半覚醒状態で食べ、翌日は忘れているか部分的にしか回想できないほか、**表3-1**のような特徴がある。NESは夜寝るまでの間や途中で目が覚めたとき、完全に覚醒した状態で強い摂食衝動が生じ、それを抑えることが難しい状態である。

日中の多食がみられないSREDやNESだけで著しい体重増加が生じるかは疑問である。しかし、日中の多食があり、夜の摂食量が特に多いという肥満症患者はまれでない。そのような患者に対して、SREDやNESの知識を応用できないかと考えることは有用であろう。

表3-1 睡眠関連食行動障害(SRED)と夜間摂食症候群(NES)の臨床的特徴と治療

	睡眠関連食行動障害(SRED)	夜間摂食症候群(NES)
性別、年齢	20歳代の女性に多い	20歳代の女性に多い
食行動の問題が起こる時刻	主に夜間睡眠の前半で、ノンレム睡眠のとき	夜間入眠までの時期または中途覚醒のとき
食行動中の覚醒レベル	覚醒度の低下	覚醒している
食行動の回想	完全健忘または部分健忘	回想できる
食行動の特徴	甘いもの、脂肪の多いものを食べる 食用ではないもの、普段避けているものなども食べる	強い摂食衝動が起こり、抑えることが難しい
他の睡眠障害の併発	睡眠時遊行症[a] 睡眠時無呼吸症候群、むずむず脚症候群など	特別な所見なし
睡眠薬	睡眠薬の副作用で生じることがある	特別な所見なし
睡眠障害、概日リズム障害の視点から想定されるメカニズム	覚醒から睡眠への移行の障害	睡眠と食欲の概日リズムのずれ
治療でまず行うこと	睡眠薬をのんでいれば中止する 睡眠時無呼吸症候群、むずむず脚症候群などがあれば、その治療を行う	特別なことは知られていない
薬物療法	抗てんかん薬のトピラマート(商品名：トピナ)(少量の就寝前処方)が有効という文献がある[b]	抗うつ薬の選択的セロトニン再取り込み阻害薬(SSRI)(通常の使用方法)が有効という文献がある

(a):SREDと睡眠時遊行症(いわゆるねぼけ)との関係は密接である。SREDは睡眠時遊行症の症状の一部とも考えられている。
(b):多くの抗てんかん薬はてんかん発作を抑制する以外にもさまざまな向精神作用をもち、しばしばてんかん以外の患者にも使用されている。
文献8,9)に基づいて作成した。

文献

1) Fabricatore AN, Wadden TA: Psychological aspects of obesity. Clin Dermatol 22: 332-327, 2004
2) French SA, Epstein LH, Jeffery RW, et al.: Eating behavior dimensions. Associations with energy intake and body weight. A review. Appetite 59: 541-549, 2012
3) Gibson EL: Emotional influences on food choice: sensory, physiological and psychological pathways. Physiol Behav 89: 53-61, 2006
4) Lykouras L: Psychological profile of obese patients. Dig Dis 26: 36-39, 2008
5) Macht M: How emotions affect eating: a five-way model. Appetite 50: 1-11, 2008
6) Sarwer DB, Wadden TA, Fabricatore AN: Psychosocial and behavioral aspects of bariatric surgery. Obes Res 13: 639-648, 2005
7) 堀川直史, 五十嵐友里: 肥満症患者の行動と心理の特徴および手術後の心理的アプローチ. 肥満研究21: 36-42, 2015
8) 井上雄一, 駒田陽子: 睡眠関連食行動障害. 精神経誌112: 912-920, 2010
9) Inoue Y: Sleep-related eating disorder and its associated conditions. Psychiat Neu Sci 69: 309-320, 2015

(堀川直史)

II-2 身体活動の特徴と生活の制約

ポイント

▶ 肥満症の人の身体活動は低下している場合が多く、医療者は体型から生じたさまざまな課題とそこから生じる心身の変化を理解したうえで接する必要がある。

▶ どんなに困っていたとしても、医療機関に辿り着くまでに本人なりの努力や工夫をしてきた、1人の功労者としてみる視点をもつことが重要である。

Q4 肥満症の人は実際に身体活動が低下していますか？どのような対策が有効でしょうか？

　肥満症の人の身体活動は低下している場合が多い。一般体型の人と比べて運動機能が制限され、歩行、立ち座りなどの日常生活動作にも広く影響がみられる。肥満2度（BMI30以上）の人を対象としたQOL調査[1]でも、肥満症の人の身体活動は国民標準値より著明に低い値を示している。

　有効な対策は、ごく基本的なことだが、減食と日常生活動作でこまめに体を動かすことである。

Q5 高度肥満の人は、日常生活にどのような制約があるのでしょうか？有効な対策はありますか？

　高度肥満の人は、Q4で示した身体活動の制限のほか、車のシートベルトが締められない、肘掛け椅子に座れない、排泄後に自分の尻が拭けない、自分で背中を洗えない、通常の性交渉が行えないなど、さまざまな生活上の制約を受ける。その対策としてはまず減量だが、肥満4度（BMI40以上）を超える場合は自力で減量することはほぼ困難である。外科的治療という選択肢も考慮しながら、医療者の支援を受けて生活習慣の改善に取り組むのが最善と考えられる。

Q6 高度肥満による日常生活の制約は、その人の心理にどのような影響を与えますか？医療者はどのように支援すればよいのでしょうか？

　高度肥満の人は過去に何度も減量とリバウンドを経験し、自分の力で痩せることは難しいと考えていることが多い。また、自分は何をしても上手くいかないという思考に陥っていることも少なくない。さらには、Q4、Q5で述べた生活上の制約などから、外出したくない、他人の目が気になるなどと考え、引きこもり傾向になることもある。

　このように、減量とリバウンドの繰り返しや社会生活の制約は心理的負担となり、考え方や行動に大きな影響を与える。

　多くの文献には、「○キロまで体重を落とす」など数値目標をもつことが大切とあるが、それでは一時的な頑張りになってしまう。むしろ、痩せてどうなりたいのか、何をしたいのかという本質的なことに焦点を当て、「あなたは将来、どのような自分に出会いたいと思っていますか？」「痩せたら、どんな自分になりたいですか？」などと問いかけ、モチベーションに強く結びつく目標を一緒に考えることが重要である。目標は具体的であるほど達成しやすいとされるので、「減量したら○○のブランドの○サイズの服を着て、○○と一緒に○○へ行く」などでもよい。

文献

1) 中里哲也, 笠間和典, 関洋介, 他: 減量手術前後におけるQOL変化. 第31回日本肥満症治療学会学術集会プログラム・抄録集. 87, 2013

（中里哲也）

II-3 肥満症患者の心理の特徴

ポイント
▶ 肥満症患者に共通の性格傾向（肥満性格）は発見されていない。しかし、頻繁にみられるいくつかの心理的特徴が知られている。
▶ 特に重要な心理的特徴は、低い自己評価と困難を回避する傾向である。
▶ 肥満症のすべての治療は、これらの心理的特徴を踏まえて行うことが重要である。

Q7 肥満症患者に共通の性格や特徴的な心理はありますか？

　肥満症患者に共通の性格傾向、すなわち「肥満性格」を求める研究は古くから行われてきたが、現在ではこのような肥満性格はないと考えられている[1]。しかし、肥満症患者に頻繁にみられるいくつかの心理的特徴が知られている[1-5]。その主なものが表7-1である。

　これらの肥満症患者の心理的特徴は、①低い自己評価（自分に自信がもてないこと）、②困難な問題を回避する傾向、③食行動だけでなく、すべての欲求や衝動に対する自己コントロールが不良という3つにまとめられ、このうち①と②がとりわけ重要である。

　表7-1の中で、低い自己評価はさまざまな症状を生み出す。すなわち、自己評価が低いと、抑うつ気分や不安を感じやすく、他人からの評価に敏感になって対人緊張が強まる。また、他人に対する依存的な態度や、過剰に几帳面で強迫的な態度（失敗を恐れ、慎重になりすぎて、物事にこだわる）なども生じやすい。

　これらの心理的特徴や症状が絡み合い、肥満症患者の多様な心理的臨床像が生まれる。

表7-1 肥満症患者に頻繁にみられる心理的特徴

心理的特徴・症状	心理的特徴のまとめ
・抑うつ気分や不安を感じやすい ・他人からの評価に敏感で対人緊張が強い ・他人に対する依存的な態度 ・過剰に几帳面で強迫的な態度	① 低い自己評価
・肥満や食行動異常を軽くみる ・感情の表出や言語表現が少ない	② 困難な問題を回避する傾向
・すべての欲求や衝動に対する自己コントロールが不良	③ すべての欲求や衝動に対する自己コントロールが不良

文献1〜5)に基づいて作成した。

Q8 肥満症患者には自信がもてない人が多いというのは本当ですか？それが肥満とどう関係するのでしょうか？

　低い自己評価（自分に自信がもてないこと）は、肥満症患者の最も重要な心理的特徴の1つである（Q7を参照）。自己評価の低い人は、さまざまな出来事や状況を悲観的にとらえる傾向が強い。そして解決を試みるだけの自信もなく、強いストレス状態が生じる（図8-1）。そして、このストレス状態の中で、気

図8-1 ストレス因子とストレス状態：低い自己評価との関係

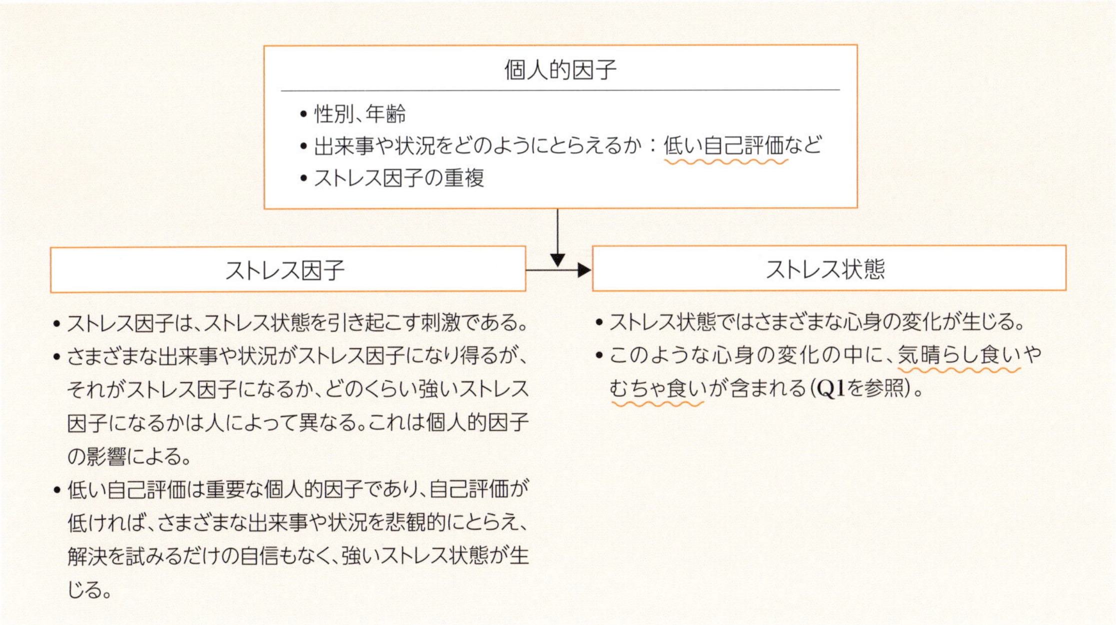

個人的因子
- 性別、年齢
- 出来事や状況をどのようにとらえるか：低い自己評価など
- ストレス因子の重複

↓

ストレス因子
- ストレス因子は、ストレス状態を引き起こす刺激である。
- さまざまな出来事や状況がストレス因子になり得るが、それがストレス因子になるか、どのくらい強いストレス因子になるかは人によって異なる。これは個人的因子の影響による。
- 低い自己評価は重要な個人的因子であり、自己評価が低ければ、さまざまな出来事や状況を悲観的にとらえ、解決を試みるだけの自信もなく、強いストレス状態が生じる。

ストレス状態
- ストレス状態ではさまざまな心身の変化が生じる。
- このような心身の変化の中に、気晴らし食いやむちゃ食いが含まれる（Q1を参照）。

晴らし食いやむちゃ食いが起こることがあり、この程度が強ければ肥満症が発病する。

このような低い自己評価はどのようにして生じるのであろうか。表8-1に示したように、低い自己評価には、①何らかの生来的な素因と、②幼小児期に安心できる感情が提供されなかったことが関わっていると考えられている。

③「学習性無力」（挫折を繰り返すことによって生じる自己評価の低下）は特に重要な要因であり、肥満症患者の心理を理解するときのキーワードの1つになる。肥満症患者には、肥満と食行動の異常を深く悩みながらも自力で解決できなかった人、解決しようとしたがその都度、挫折してきた人が大勢含まれている。この挫折は、自分の意志の力、さらに自分自身の価値そのものに関わるものであるだけに、自己評価は著しく低下する。そして、これによって食行動異常がさらに強まるという悪循環も生じる。

④「社会的スティグマ」（社会で、だめな人間だと思われること、そのようなレッテルを貼られること）も重要な要因である。英国の一般人口調査[6]によると、半数以上の人が「肥満は意志が弱いために起こる」と考えている。これが社会的スティグマであり、こうしたスティグマにさらされることによって患者の自己評価はさらに低下する。

⑤医療者の苦手意識が問題になることもある。患者が効果的なセルフケアを実行できないこと、体重のリバウンドが生じることなどに対して、医療者が何らかのネガティブな感情をもったとしても決して不思議ではない。そして、これに基づく医療者の何気ない言動（「結局はあなた自身の問題だから…」など）が患者の自己評価をさらに低下させることもある。

自己評価の低い患者が多いことを理解し、それを踏まえた対応をすることは、肥満症のすべての治療の基本になる。

表8-1 低い自己評価の原因

①	生来的な素因
②	幼小児期に安心できる環境が提供されなかったことなど
③	「学習性無力」（挫折を繰り返すことによって生じる自己評価の低下）
④	「社会的スティグマ」（社会で、だめな人間だと思われること、そういうレッテルを貼られること）
⑤	医療者の苦手意識

Q9 肥満であることを否定する人がいます。現実を認めない心理と、その対策について教えてください。

　肥満の否定など、困難な問題を回避する傾向は、低い自己評価と並ぶ肥満症患者の重要な心理的特徴であり（Q7を参照）、肥満症の原因の1つになる。すなわち、強いストレス状態が生じたときに、その苦痛を回避するための手段として気晴らし食いやむちゃ食いが生じ（図9-1）、この程度が強ければ肥満症が発病する。発病後は、肥満という現実からの回避が加わる。さらに、治療開始後は、治療の必要性・重要性などを否定することもある（これも回避に含まれる）。

　対策は難しいが、まず治療場面で生じる回避と、肥満症の原因となっている困難な問題からの持続的な回避を分けて考えることが有用であろう。

　治療場面で生じる回避はさまざまである（表9-1）。たとえば、「放っておいてくれ。どうなろうと私の人生だ」などと言う患者がいる。この発言は、治療の必要性・重要性の否定である。治療ではさまざまな指導が行われ、生活を変えることが求められる。これは患者にとって非常に高い目標であり、生活を変えることが困難なこともまれではない。このときに、患者の自己評価はさらに低下する。そして、このようにして傷ついた自分を守るための手段として、治療の必要性などを否定することになる。

　このときの対策は、「協力的な治療関係」をつくり、指導・教育の際の「エンパワーメント・アプローチ」を守るという心理的ケアの基本（Q22、Q23を参照）を徹底することである。そして、「（医療者が）無理な要求をしない。（医療者に）批判されない」という安心感をもったときに、患者は自分の気持ちを話し始める。「どうなろうと私の人生だ」などの発言は虚勢を張っていただけであり、「本当は自信がなく、肥満はとてもつらい」と話す患者もまれではない。そして、患者がこのように述べれば、減量のための相談を始めることが可能になる。

　持続的な回避の治療も方法は同じだが、長期戦になる。投げ出さず、粘り強く続けることで患者は次第に自信を取り戻し、困難な出来事や状況に立ち向かうことができるようになり、これに伴って食行動の問題も改善していく。

図9-1 ストレス因子とストレス状態：回避傾向との関係

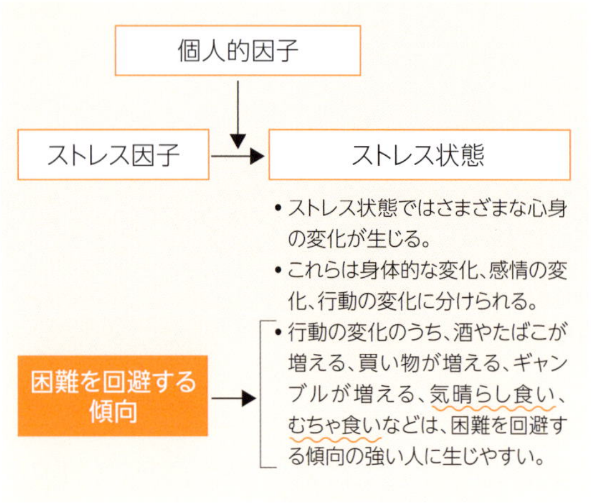

- ストレス状態ではさまざまな心身の変化が生じる。
- これらは身体的変化、感情の変化、行動の変化に分けられる。
- 行動の変化のうち、酒やたばこが増える、買い物が増える、ギャンブルが増える、気晴らし食い、むちゃ食いなどは、困難を回避する傾向の強い人に生じやすい。

表9-1 治療場面で生じる回避

分類	患者の発言の実例
肥満や多食そのものの否定	「私は太っていない」「たくさん食べてもいない」
肥満の身体的悪影響の否定	「少し太っているが、私は元気だ」
肥満による生活への悪影響の否定	「太っていて、動くのが少しきつい。しかし、たいしたことじゃない」「太っているとからかう人がいるが、気にならない」
治療の必要性・重要性の否定	「放っておいてくれ。どうなろうと私の人生だ」
肥満のセルフケアが難しく、それができないことの否定	「会食は仕事につきものだから、病院の言うようにしたら仕事にならない」「ダイエットはしている。私は水を飲んでも太る」

文献
1) Fabricatore AN, Wadden TA: Psychological aspects of obesity. Clin Dermatol 22: 332-327, 2004
2) Lykouras L: Psychological profile of obese patients. Dig Dis 26: 36-39, 2008
3) Sarwer DB, Wadden TA, Fabricatore AN: Psychosocial and behavioral aspects of bariatric surgery. Obes Res 13: 639-648, 2005
4) 小山朝一, 宮下洋, 白井厚治, 他: ロールシャッハ・テストを用いた肥満症患者の性格特性分析. 肥満研究15: 39-44, 2009
5) 堀川直史, 五十嵐友里: 肥満症患者の行動と心理の特徴および手術後の心理的アプローチ. 肥満研究21: 36-42, 2015
6) Sikorski C, Luppa M, Kaiser M, et al.: The stigma of obesity in the general public and its implications for public health: a systematic review. BMC Public Health 11: 661, 2011

(堀川直史、五十嵐友里)

II-4 精神疾患という見方からの検討

ポイント
- 肥満症患者には高い頻度で、精神疾患、特にうつ病性障害と過食性障害が起こる。
- うつ病性障害の中の大うつ病と過食性障害については、診断の有無を確認してそれに応じた治療を行うことが望ましい。

Q10 肥満症患者には精神疾患が多いと聞きましたが、本当ですか？診療にはどのような注意が必要でしょうか？

肥満症患者における精神疾患(**注10-1**)の有病率について、信頼できる方法による研究は主に外科的治療希望患者の術前評価の一部として行われている[1-3]。

表10-1をみると、調査の時点で何らかの精神疾患と診断された患者の割合は20.9～37.8%と高い(**表10-1**、「何らかの精神疾患」の時点有病率)。特に有病率が高いのは、うつ病性障害、不安障害、摂食障害の亜型の1つであるむちゃ食い障害(**注10-2**)の3つである。このうち、大うつ病(明確な

表10-1 外科的治療を希望した肥満症患者における精神疾患の有病率

精神疾患の診断(DSM-IV)	外科的治療を希望した肥満症患者		一般人口調査
	時点有病率(%)	生涯有病率(%)	生涯有病率(%)
うつ病性障害	6.4～15.6	22.2～45.5	不詳
大うつ病	3.4～10.4	14.9～42.0	2～3(男性)、5～9(女性)
不安障害	11.5～24.0		不詳
物質関連障害	0.6～1.7	15.5～37.5	不詳
摂食障害	7.1～16.3	1.1～32.6	不詳
神経性無食欲症	0	12.8～29.5	0.5
神経性大食症	0.3	0	1～3
むちゃ食い障害	6.2～16.0	0～3.5	0.7～4
何らかの精神疾患	20.9～37.8	36.8～66.3	不詳

特に重要な所見に下線を引いた。
時点有病率は、調査時点で、その精神疾患と診断された患者の頻度である。生涯有病率は、調査時点までにその精神疾患に罹患したことのある患者の頻度である。
文献1～3)に基づいて作成した。

抑うつ症状のそろったうつ病)とむちゃ食い障害の生涯有病率については一般人口調査の結果との比較も可能であり、生涯有病率はその数倍から数十倍に達する。また、外科的治療希望患者を対象にしたさまざまな方法による研究のメタ解析では、うつ病性障害とむちゃ食い障害の時点有病率の平均値はそれぞれ19％と17％である[4]。

これらの精神疾患を併発した肥満症患者の診療でまず注意したいのは、基本的には特別扱いしないことである。なぜなら、精神疾患の診断は、症状と経過が診断基準に合致したというだけの意味であり(**注10-1**を参照)、それ以外の患者にも頻繁に同様の症状(抑うつ症状やむちゃ食いなど)がみられるからである。

そのうえで、大うつ病と過食性障害についてはすべての肥満症患者で診断の有無を確認しておくべきであろう。大うつ病を併発した患者には大うつ病と肥満症の両方を考えた治療を行うことが望ましく(**Q39**を参照)、過食性障害を併発した患者には精神科の治療方法を応用できる(**Q35**、**Q36**を参照)。

なお、頻度は高くないが、精神遅滞、統合失調症などがある場合は、それぞれに応じた治療の工夫が求められる(**Q20**、**Q21**、**Q42**を参照)。

> **注10-1** 精神疾患の診断と診断基準
>
> 精神疾患のかつての診断方法は、症状と経過だけではなく、家族歴、生育歴・生活歴、身体的問題、性格とストレス因子などを明らかにし、原因を想定して診断するという原因診断であった。これは総合的な評価であり、想定された原因に対する治療を行うことができるという点で優れた方法であった。しかし、大きな欠点があった。1つは、診断技術の習得に長期間の専門的な精神科のトレーニングが必要なこと、もう1つは、診断に精神科医の主観が加わり診断一致率が低いことである。
>
> これらの欠点を考慮し、現在は診断基準による診断が行われている。診断基準の主要項目は、把握しやすい症状とその短期経過のみに単純化され、診断一致率が高く、専門的な精神科のトレーニングを受けていない医療者もこの診断基準を使うことができる。
>
> このような精神疾患の診断基準の代表がDSM(the Diagnostic and Statistical Manual of Mental Disorders:「精神疾患の診断・統計マニュアル」)である。DSMは米国精神医学会が作成した診断基準集であり、ほとんどすべての精神疾患の診断基準が記載され、世界共通の診断基準集となっている。これまでは第4版(DSM-Ⅳ)が用いられてきたが、2013年に第5版(DSM-5)が発表され、2014年には日本語版が出版された。今後はこのDSM-5を用いることになる。

> **注10-2** ここで引用した研究はDSM-Ⅳによる診断が用いられているため、DSM-Ⅳの診断名表記を記載した。むちゃ食い障害は、現在のDSM-5では過食性障害と表記される。

Q11 肥満症と精神疾患はどのように関係していますか？ どう理解すると肥満症の治療に役立つでしょうか？

肥満症と精神疾患の関係は、**表11-1**のように3つに分けて考えることができる。

表11-1 肥満症と精神疾患の関係

分類	代表的な精神疾患
食行動異常が精神疾患の診断基準に合致	過食性障害
肥満症に精神疾患が併発	うつ病
精神疾患に肥満症が併発	統合失調症、うつ病

1 食行動異常が精神疾患の診断基準に合致

代表例は、病的なむちゃ食い(**Q2**を参照)が過食性障害の診断基準に合致する場合である。治療は、本書で述べるような食行動を変えることだが、精神医学では肥満症とは別の摂食障害という視点から、精神療法や薬物療法が行われている。これらを肥満症の治療に応用することも有用である(**Q35**、**Q36**を参照)。

2 肥満症に精神疾患が併発

肥満症によってもたらされるさまざまな苦痛(**Q4～6**を参照)や、低い自己評価などの心理的特徴(**Q8**を参照)が原因で、比較的強い精神症状があらわれ、それが精神疾患の診断基準に合致することがある。特に重要な疾患はうつ病である(**Q37**を参照)。

3 精神疾患に肥満症が併発

精神疾患に肥満症が併発することもある。このときに重要な疾患は統合失調症とうつ病である(**Q37**、**Q40**を参照)。どちらの病気も患者の身体活動が低下することが多く、精神疾患の苦しみから逃れるためなどの理由で多食になることもある。さらに、体重増加の副作用がある向精神薬を処方されていることもまれではない(**巻末付録**を参照)。

2と3の場合は、精神疾患と肥満症の治療を同時に行うが、これについてはQ39、Q42で述べる。

Q12 肥満症患者のパーソナリティ障害について教えてください。肥満症や肥満症の治療とどのように関係しているのでしょうか？

肥満症患者におけるパーソナリティ障害の有病率の信頼できる方法による研究は少ないが、精神疾患と同じく、外科的治療希望患者についての調査がある(表12-1)[1]。この研究によると、何らかのパーソナリティ障害と診断される肥満症患者の割合は高く、28.5%に達する。パーソナリティ障害の中でも、著しく自信のない「C群パーソナリティ障害」、特にその亜型である「回避性パーソナリティ障害」(自信がなく、自分に対する否定的な評価に敏感で、その危険のある状況を避ける傾向が強い)の有病率が高く、一般人口調査の結果の17〜34倍にもなっている。

これに対し、風変わりで奇妙な言動が目立つ「A群パーソナリティ障害」、感情が不安定で衝動的な「B群パーソナリティ障害」などの有病率は特に高いとは言えない。

C群パーソナリティ障害、さらに回避性パーソナリティ障害の特徴は、肥満症患者の心理的特徴である低い自己評価、困難を回避する傾向など(Q8、Q9を参照)に一致している。すなわち、これらの心理的特徴をもつ患者のうち、パーソナリティ障害の診断基準に合致したものがパーソナリティ障害と診断されるだけのことなので、肥満症の診療でパーソナリティ障害を特別扱いする必要はなく、対応もそのほかの患者と同じでよい。

表12-1 外科的治療を希望した肥満症患者におけるパーソナリティ障害の有病率

パーソナリティ障害の診断(DSM-IV)		外科的治療を希望した肥満症患者 有病率(%)	一般人口調査 有病率(%)
A群パーソナリティ障害（風変わりで奇妙な言動を示す）	妄想性パーソナリティ障害	5.6	0.5〜2.5
	分裂病質パーソナリティ障害	2.1	不詳
	分裂病型パーソナリティ障害	0.4	3
B群パーソナリティ障害（感情が不安定で衝動的）	反社会性パーソナリティ障害	2.8	1〜3
	境界性パーソナリティ障害	4.9	2
	演技性パーソナリティ障害	0	2〜3
	自己愛性パーソナリティ障害	0.7	1
C群パーソナリティ障害（著しく自信がない）	回避性パーソナリティ障害	<u>17</u>	<u>0.5〜1</u>
	依存性パーソナリティ障害	1.7	不詳
	強迫性パーソナリティ障害	7.6	1
何らかの人格障害		<u>28.5</u>	不詳

特に重要な所見に下線を引いた。
文献1)などに基づいて作成した。

文献

1) Kalarchian MA, Marcus MD, Levine MD, et al.: Psychiatric disorders among bariatric surgery candidates: relationship to obesity and functional health status. Am J Psychiatry 164: 328-334, 2007
2) Mauri M, Rucci P, Calderone A, et al.: Axis I and II disorders and quality of life in bariatric surgery candidates. J Clin Psychiatry 69: 295-301, 2008
3) Rosenberger PH, Henderson KE, Grilo CM: Psychiatric disorder comorbidity and association with eating disorders in bariatric surgery patients: a cross-sectional study using structured interview-based diagnosis. J Clin Psychiatry 67: 1080-1085, 2006
4) Dawes AJ, Maggard-Gibbons M, Maher AR, et al.: Mental health conditions among patients seeking and undergoing bariatric surgery: a meta-analysis. JAMA 315: 150-163, 2016

(堀川直史)

II-5 実際に役立つ心理テスト

ポイント

▶ 日常生活における肥満症患者の心理と行動の特徴を正しく把握しておくことなしに治療は成功しない。
▶ 具体的には、不適切な食習慣の維持に関連している下記事項を評価する種々の心理テストを活用することが重要である。
　① 生活上の制約や日常の心理的ストレスとその対処の仕方の特徴。
　② 肥満をもたらす食行動の有無。
　③ よく見受けられる性格傾向や心理的特徴の有無。

Q13　肥満症の診療で、心理テストはどんな役割をもっているのでしょうか？

　肥満症の治療は、患者1人ひとりの理解と行動の特徴の把握なくして成功しない。背景にある患者の生活習慣や生活の制約をめぐる状況、食行動の傾向、特有の性格や心理的特徴、さらには精神疾患の有無などを知る必要があるが、根幹となるのは、良好な患者−治療者関係に基づく詳細な心理状態と生活状況の的確な把握である。

　Q14およびQ15で取り上げる心理テストは、患者の心理状態の把握に役立つが、心理テストで得られる情報はあくまで補助的なものなので、心理テストの結果だけで患者を判断することは避けなければならない。

Q14　肥満症の心理テストにはどのようなものがありますか？

　肥満症の心理テストは、評価する領域によって次の3つに分類できる。どれも肥満症を直接的あるいは間接的に引き起こしたり、悪化させたりする心理を評価するものである。

1　生活習慣や生活の制約をめぐる状況の把握
　1) Quality of Life (QOL)
　2) 日常生活におけるストレスとその対処の仕方

2　肥満をもたらす食行動の有無の把握
　1) 食行動に直接影響する空腹感や食事制限の程度
　2) 食行動異常

3　肥満症患者に特有の性格や心理的特徴の把握
　1) 性格傾向
　2) 抑うつ傾向などの精神的健康度

Q15　どのようなときにどのテストを行えばよいでしょうか？　簡単にできるスクリーニング検査やそのほかの重要な検査も教えてください。

1　生活習慣や生活の制約をめぐる状況の把握
　1) Quality of Life (QOL)の評価
　　日常の行動レパートリーの抑制が働いている肥満症患者の、主観的な健康度・日常生活機能を評価する代表的な心理テストに「SF-36」や肥満関連QOL尺度がある。肥満症患者は、身体的健康に関連したQOLの低下が著しいので、身体の健康に関するQOLの把握には「SF-36」を用いる。

　　肥満関連QOL尺度には、以下のものを適宜使用する。

- 「OWLQOL」：身体機能、心の状態および社会的相互作用を評価するテスト
- 「WRSM」：身体感覚を評価する心理テスト
- 「IWQOL-Lite」：からだの機能、自己評価、性生活、外出先での悩み、また仕事などに及ぼす肥満の影響を評価する31問の心理テスト。

2) 日常のストレスとその対処の仕方の評価

ストレス発散のための飲食は、情動的摂食と呼ばれる。患者の日常のストレスとその対処法を把握するためには、「SCI ラザルス式ストレスコーピング・インベントリー」（ストレス対処行動のストラテジーと対処型のプロフィールを評価する心理テスト）が有用である。

そのほかに、「心理的ストレス反応測定尺度（SRS-18）」では、日常生活の中で経験する心理的変化や、心理的ストレス過程で引き起こされる心理的ストレス反応を、抑うつ・不安、不機嫌・怒り、無気力という3つの尺度で評価することができる。

2 肥満をもたらす食行動の有無の把握

1) 食行動に直接影響する空腹感や食事制限の程度の評価

肥満症患者は、しばしば食事制限そのものが心理的ストレスとなり、欲求不満になったり逆に食べる量が増えたりする。これを逆制御現象というが、こうした治療反応の起こりやすさを予測するのに有用な心理テストに、「TFEQ」がある。食行動に関わる3つの心理的要因、すなわち①自発的な食事制限の強さ、②外的刺激に対する反応性（脱抑制、抑制の外れやすさ）、③自覚的な空腹感の強さを分析することによって、個々の患者に応じた治療方法の選択が可能になる。また、「DEBQ」は、抑制的摂食、情動的摂食、外発的摂食という3つの尺度から構成される食行動質問紙である。

2) 食行動異常の評価

食べ過ぎの中でも、いわゆる過食の症状をもつ患者は少なくない。特に摂食障害における過食（むちゃ食い）の特徴は、短時間の間に大量に食べ、自分では抑えられないことである。過食の頻度や日数に基づく重症度、摂食障害の精神病理の重症度を知るには、摂食障害調査用紙「EDE-Q6.0」が役立つ。ほかに、摂食障害の人に特徴的な行動や心性の標準的測定法として、「EAT-26」や「EDI」などがある。

3 肥満症患者に特有の性格や心理的特徴の把握

1) 性格傾向の評価

情緒の不安定さ、神経症傾向など、対人関係における適応・不適応によるストレスは食行動に大きく影響する。「YG性格検査（矢田部ギルフォード性格検査）」は、性格を12の特性によってグラフ化することにより、視覚的に性格を把握することが可能である。また、「NEO-FFI/NEO-PI-R人格検査」は、神経症傾向、外向性、開放性、調和性、誠実性という5つの次元で、患者のパーソナリティを把握することができる。ほかにも、精神分析をより簡単にした交流分析理論を用いて、精神力動的な観点から人間の心（自我状態）のプロフィールを表すものに「東大式エゴグラム（新版TEGII）」がある。ほかには投影法があり、その中の代表的なものはロールシャッハテストである。より詳しい性格検査として有用であるが、検査には時間を要し、評価には専門的知識が必要である。

2) 抑うつ傾向などの精神的健康度の評価

食行動と、抑うつや不安といった情動は密接に関連している。肥満患者のうつ病頻度は一般人口より高い。抑うつの評価には、「ベック抑うつ質問票（BDI-II）」「CES-D抑うつ尺度」や、「PHQ-9」などがある。

BDI-IIは、うつ病の重症度の判定に用いられ、過去2週間の状態について聞くため、治療経過の中での変化を知ることができる。

CES-Dは、疫学的調査を目的にBDIなどをもとに抑うつ状態把握のために開発されたものである。診断には使用されない。PHQ-9は、9項目と少ないが、識別力に優れ、診断的情報および治療反応性も定量化できる。

表15-1に各心理テストの概要を説明し、具体的入手法を紹介した。

表15-1 肥満症患者に用いられる心理検査

対象分野	検査名	質問数	入手先
QOL	SF-36	36問	インターネットで入手可能
	OWLQOL	17問	笹井浩行, 松尾知明, 片山靖富, 他: 肥満関連QOL尺度"obesity and weight loss quality of life questionnaire"と"weight-related symptom measure"の日本語版の信頼性, 妥当性および反応性の検討. 肥満研究 14: 120-127, 2008
	WRSM	20項目	
	IWQOL-Lite	31問	Kolotkin RL: Quality of Life Consulting, PLLC. Impact of Weight on Quality of Life-Lite. http://www.qualityoflifeconsulting.com
日常のストレスとその対処	SCIラザルス式ストレスコーピング・インベントリー	64問	市販
	心理的ストレス反応測定尺度(SRS-18)	18問	市販
空腹感や食事制限の程度、食行動異常	TFEQ	51問	足達淑子, 藤井久仁子, 山上敏子: 日本人におけるThree-Factor Eating Questionnaireによる自発的な食事制限の特徴と減量との関係. 肥満研究 18: 54-66, 1992
	DEBQ	33問	加藤佳子, ロズイット ロス: 日本の大学生とオーストラリアの大学生の食行動の相違. 安田女子大学紀要 37: 209-220, 2009
	EDE-Q6.0	28問	Fairburn CG, Beglin SJ: APPENDIX II, Eating Disorder Examination Questionnaire(EDE-Q 6.0). Cognitive Behavior Therapy and Eating Disorders(Fairburn CG: ed.). Guilford Press, New York, 2008
	EAT-26	26問	Mukai T, Crago M, Shisslak CM. Eating attitudes and weight preoccupation among female high school students in Japan. J Child Psychol Psychiatry 35: 677-688, 1994
	EDI	91問	志村翠: Eating Disorder Inventory(EDI)摂食障害調査質問紙. 心理アセスメントハンドブック(上里一郎 監修). 西村書店, 東京: 435-448, 2001
性格傾向	YG性格検査	30問	市販
	NEO-FFI/NEO-PI-R 人格検査	60問	市販
	東大式エゴグラム(新版TEG II)	53問	市販
精神的健康	ベック抑うつ質問票(BDI-II)	21問	市販

文献
1) 氏原寛, 亀口憲治, 成田善弘, 他(編): 心理臨床大事典[改訂版]. 培風館, 東京, 2004
2) デイビッド・M ガーナー, ポール・E ガーフィンケル(編)(小牧元 監訳): 摂食障害治療ハンドブック. 金剛出版, 東京, 2004
3) ザフラ クーパー, クリストファー・G フェアバーン, デボラ・M ホーカー(編)(小牧元 監訳): 肥満の認知行動療法〜臨床家のための実践ガイド〜. 金剛出版, 東京, 2006

(小牧 元、野崎剛弘)

III 肥満症患者の心理と行動に関係する要因

　肥満症患者の心理と行動には、さまざまな要因が影響を与えている。患者1人ひとりの多様な要因を知ること、特にストレス因子について知り、その対策について話し合うことは肥満症の治療に役立つ。本章では、これらに関する一般的な知識を述べる。

III-1　生育歴の問題と現在のストレス因子

ポイント

▶ 高度肥満症患者には生育歴上の問題がある場合が少なくない。
▶ 現在のストレスは多種多様であり、患者の置かれている状況を踏まえる必要がある。
▶ 食行動がコントロールできないこと自体を病気ととらえた治療的態度が求められる。

Q16　肥満症患者は生育歴に問題のある人が多いのでしょうか？　生育歴を変えることできませんが、どのように対応すればよいでしょうか？

　人間の食行動は、情緒の発達と同時に、これと関連して学習される（**図16-1**）[1]。肥満症患者には、家族の問題、教育の問題、能力の問題などをもつ人が多く[2]、特に高度肥満症の人は、子ども時代から肥満があり、家族に肥満の人がいることも少なくない[3]。

　食欲を活性化させる回路は2つあり、1つは生物としての恒常性を保つためのもの、もう1つは食事を摂ることにより得られる快楽を求めてのものである。何らかの苦痛から逃れるために行う「やけ食い」は後者だが、例えば家庭に問題があり、その問題に直面している親が、子どもの注意をそらすために不必要な食物を与えるといった行為が日常的にあると、子どもは嫌なことから目をそらして食べ物で満足することに慣れ、自身の苦しみや悩みと向き合う能力の発達が妨げられると指摘されている[4]。

　また、高度肥満症患者は感情的に揺さぶられやすいが、そのような自分の感情を無視し、感情を揺さぶられる可能性のある人間関係を避けたり、深刻な問題を見ようとしない傾向が実際にあるといわれる[5~8]。

　高度肥満症患者は、自分の感情や行動をコントロールできずに肥満症となり、自信を失い途方に暮れている状態にある。医療者にはその背景の1つに、生育歴に関する何らかの問題がある可能性を踏まえ、患者に寄り添う姿勢が求められる。

Q17　肥満症患者の食行動に影響を与えるストレス因子にはどのようなものがありますか？　それは肥満症患者に特有なものですか？

　やけ食いなどの食行動に影響を与えるストレス因子は多様である（**表17-1**）。

1　本人の問題

　肥満症患者には感情的に揺さぶられやすいため

表16-1 成長過程における食行動の習慣化プロセス

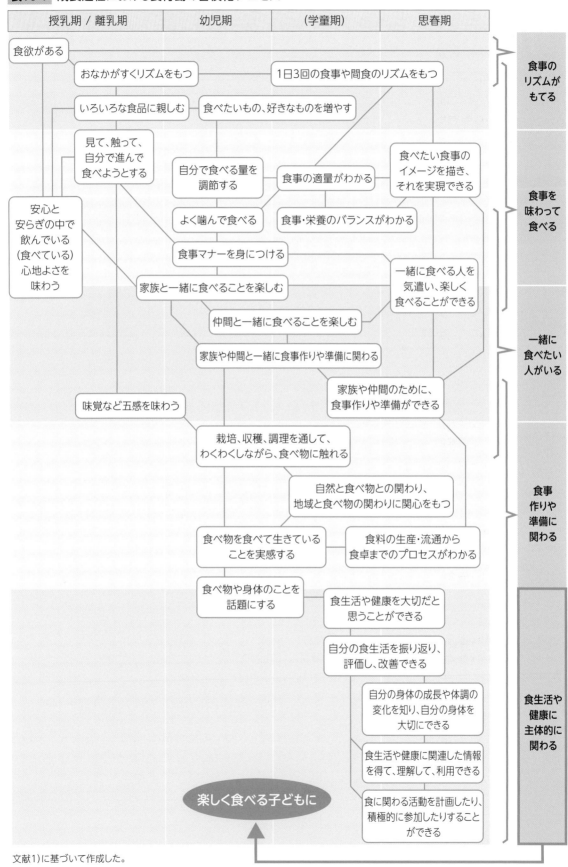

文献1)に基づいて作成した。

人間関係を避け、自分の感情を無視し、深刻な問題を見ないようにする傾向がある（**Q9**、**Q16**を参照）[5〜8]。精神疾患の合併率も高く[9〜12]、その症状が食行動に影響を及ぼす。

2 家族の問題

高度肥満症患者には幼少時より肥満の人もいるが、幼少期から思春期の肥満は、家族の機能不全と深く関わることが指摘されている[13]。また、過去だけでなく現在の家族にも問題が潜在していることがあるので、家族の影響を医療者が推察していく必要がある。

3 職業の問題

就労ストレスは、肥満症の明らかな危険因子とはいえない[14,15]。しかし、短い睡眠やより長い労働時間が肥満と強く関係するとの報告は多い[16,17]。現代の労働の多くは、集中力を強いられるため疲労感は大きいものの、カロリー消費は少ない。その一方で、ストレスを解消し、充実感を得るための間食やアルコールが簡単に入手できる環境であり、このことが影響している可能性はある。

4 経済的問題

先進国で行われた調査では、低所得層の女性ほど肥満率が高いとの報告[18]や、低所得層世帯の児童の肥満率が高所得層世帯の2.5倍に上るとの報告[19]がある。高カロリー、高脂肪のジャンクフードほど安価であり、手軽なストレス解消法になることが問題である。

5 身体面の問題

高度肥満症の人は運動機能が制限され、身体活動が低下していることが多い（**Q4**を参照）。また、容姿に対するコンプレックスから、人間関係、特に異性関係で自信を喪失しやすく、社会的な差別による自己評価の低下（**Q8**を参照）といったストレスや[20]、合併症による現状への不安や恐怖も抱いている。

表17-1 肥満症患者が抱える現在のストレス因子

	問題の詳細	治療上の留意点
本人の問題	・行動パターン・性格傾向 ・精神疾患の有無	・患者の特性を把握し、本人のさらされているストレス因子を理解する。
家族の問題	・家庭内の不和 ・家庭内の役割分担（偏りの有無） ・家族の抱える深刻な問題（人の死や法律・倫理にかかわること）	・本人がそれぞれの問題をどの程度意識しているか、またどのように本人に影響しているかを把握する。
職業上の問題	・職業上のストレス ・職業適性	・就労・睡眠時間のバランスや就労上のストレスについて把握する。
経済的な問題	・借金などの深刻な問題 ・治療にかかる費用	・現状を把握し、適応可能な助成や制度の情報を提供する。 ・安価で高カロリーのものを避ける教育をする。
身体面の問題	・身体の扱いづらさ ・容姿による自信喪失・社会的差別 ・身体合併症についての不安	・着替え、風呂、トイレ等の日常生活上における困難さの把握。 ・容姿の問題から来る性的な問題や社会活動上の問題の存在に配慮する。 ・身体合併症に対しての不安感にも配慮する。

Q18 肥満症患者とストレス対策を話し合う際に大切なことを教えてください。

以下の4つが大切である。

1
生育歴上の問題がある場合も多いことを念頭に置く。ただし、生育歴に働きかけるのではなく、あくまでも生育歴を踏まえたうえで、その人の認知と行動の特徴をとらえる。

2
「食行動をコントロールすればいいだけ」と考えるのではなく、コントロールできない状態そのものを

病気としてとらえ、その苦しみを共有して寄り添う姿勢を維持する。

[4] 患者と心理的に安定した関係（近づきすぎず、突き放さない程度）を保つ。医療者と患者という心理的距離感を常に意識することが重要である。

[3] 患者のストレス環境を医療者が理解し、負荷の程度を推測して共感する姿勢で対応する。

文献
1) 厚生労働省 雇用均等・児童家庭局：「食を通じた子どもの健全育成（－いわゆる「食育」の視点から－）のあり方に関する検討会」報告書. 2004
2) Sweucionis C, Rendell SL: The psychology of obesity. Abdom Imaging 37: 733-737, 2012
3) Mossberg HO: 40-year follow-up of overweight children. Lancet 26: 491-493, 1989
4) Joyce S: The psychodynamics of obesity: a review. Psychoanal Psychol 4: 145-159, 1987
5) Mattlar CE, Salminen JK, Alanen E: Rorschach findings for the extremely obese: results from a two-year reducing programme. Br J Project Psychol 34: 2-27, 1989
6) Jacobs SB, Wagner MK: Obese and nonobese individuals: behavioral and personality characteristics. Addict Behav 9: 223-226, 1984
7) Elfhag K, Carlsson AM, Rossner S: Subgrouping in obesity on Rorschach personality characteristics. Scand J Psychol: 44: 399-407, 2003
8) 小山朝一, 宮下洋, 山村重雄, 他：ロールシャッハ・テストを用いた肥満症患者の性格特性分析～ハイラムダスタイルについて～. 肥満研究 15: 39-44, 2009
9) Rosenberger PH, Henderson KE, Grilo CM: Psychiatric disorder comorbidity and association with eating disorders in bariatric surgery. J Clin Psychiatry 67: 1080-1085, 2006
10) Kalarchian NA, Marcus MD, Levine MD, et al.: Psychiatric disorders among bariatric surgery candidates: relationship to obesity and functional health status. Am J Psychiatry 164: 328-334, 2007
11) Mitchell JE, Selzer F, Kalarchian MA, et al.: Psychopathology before surgery in the longitudinal assessment of bariatric surgery-3 (LABS-3) psychosocial study. Surg Obes Relat Dis 8: 533–541, 2012
12) Mauri M, Rucci P, Calderone A, et al.: Axis I and II disorders and quality of life in bariatric surgery candidates. J Clin Psychiatry 69: 295-301, 2008
13) Halliday JA, Palma CL, Mellor D, et al.: The relationship between family functioning and child and adolescent overweight and obesity: a systematic review. Int J Obes (Lond)38: 480-493, 2014
14) Kivimäki M, Singh-Manoux M, Nyberg S, et al.: Job strain and risk of obesity: systematic review and meta-analysis of cohort studies. Int J Obes (Lond)39: 1599-1600, 2015
15) Nyberg ST. Heikkilä K, Fransson EI, et al.: Job strain in relation to body mass index: pooled analysis of 160000 adults from 13 cohort studies. J Intern Med 272: 65-73, 2012
16) Di Milia L, Vandelanotte C, Duncan MJ: The association between short sleep and obesity after controlling for demographic, lifestyle, work and health related factors. Sleep Med 14: 319-322, 2013
17) Au N, Hauck K, Hollingsworth B: Employment, work hours and weight gain among middle-aged women. Int J Obes (Lond) 37: 718-724, 2013
18) 厚生労働省：平成22年国民健康・栄養調査報告 第3部 生活習慣調査の結果. 169-171, 2010
19) O'Dea JA: Gender, ethnicity, culture and social class influences on childhood obesity among Australian schoolchildren: implications for treatment, prevention and community education. Health Soc Care Community 16: 282-290, 2008
20) Müller R: Psychological consequences of obesity. Ther Umsch 70: 87-91, 2013

（林　果林）

III-2 知的能力と教育

ポイント

- ▶ 知的能力の低い小児は、成人して肥満になることが多い。
- ▶ 食行動などに対する自己コントロール能力の低さが、肥満症をもたらす大きな要因である。
- ▶ 肥満症の人は発達障害の頻度が高く、知的能力のアンバランスさが原因で社会性の問題を引き起こすことも多い。
- ▶ シンプルかつ達成可能な目標を設定し、目標を達成したときは称賛を惜しまない。
- ▶ 本人に伝わりやすい言語と非言語の情報提供ツールを併用する。発達障害の場合は脳の特性を理解し、患者の理解や思考のペースに合わせて指導を行う。

Q19 知的能力が低いと肥満症になりやすいのでしょうか？

知的能力の低さと肥満症には関連があるといわれ、肥満の小児は正常体重児より知能指数（IQ）が低く、小児期のIQが低いほど成人後のBMIが高いとの報告が海外である[1]。わが国でも、知的障害児は一般児よりも肥満になりやすいことや[2,3]、成人すると30〜50％が肥満になることが報告されている[4]。東邦大学医療センター佐倉病院で減量治療を目的に受診したBMI 35以上の人を対象にWAIS-Ⅲ（**表19-1**）を実施したところ、25％が境界域以下で、11％が精神遅滞レベルであった。一般人口の精神遅滞は2〜3％といわれているので、高度肥満の人は精神遅滞の割合が明らかに高い。

表19-1 ウェクスラー知能検査（WAIS）の知的水準の分類

知能指数（IQ）は、80未満の場合を境界線、70未満の場合を精神遅滞レベルと一般に定義されている。

知能指数（IQ）	分類
130以上	非常に優れている
120〜129	優れている
110〜119	平均の上
90〜109	平均
80〜89	平均の下
70〜79	境界線
69以下	精神遅滞

Q20 知的能力低下のある肥満症患者の治療で重要なことを教えてください。

治療に取り組めるように、動機づけをしっかり行うことが重要である。指導するときは、曖昧でない平易な言語を使い、グラフ化データファイルなど視覚的な情報提供ツールを併用すると効果的である。理解の仕方や程度は十人十色なので、患者の不安や混乱を招かないようなペースで、理解度を確認しながら伝えていく必要がある。患者への指示も極力シンプルを心掛け、例えば毎日体重をグラフに記録したり、朝にフォーミュラ食を1パック飲むなど、簡単な課題を1つずつクリアしていけるようにする。重要なのは、良い結果が出なくても本人を否定せず、目標が達成できたときは賞賛を惜しまないことである。たとえ肥満と健康障害のつながりが理解できなくても、このようなアプローチによって目標をもつことができれば行動変容につながることもある。

しかし、現実的にはリバウンドや通院中断、患者の

依存や混乱に医療者が巻き込まれて疲弊するなど、問題が生じやすい。医療の力だけでは患者を充分に支えきれない場合もあるが、そこで重要になるのが家族の献身的なサポートである。経済的、社会的に自立していない人の場合は、社会福祉の力が必要になる。

知的能力の低い肥満症患者にも外科的治療は行われるが、IQ50未満の人は避けるべきという意見もある[5]。しかし本人が助けを求めているのであれば、家族のサポートがあり、家族と本人がしっかりと治療契約を理解できることを前提に、外科的治療は選択肢となり得る。

Q21 発達障害が疑われるのはどのようなときですか？その場合に注意すべきことを教えてください。

自閉症スペクトラム障害や注意欠如・多動性障害（ADHD）といった発達障害のある人は、知能検査を行うと、言語理解、知覚統合、作動記憶、処理速度といった各能力（群指数）バランスが悪く、実際に社会性の問題を引き起こすことがある（健常人ではこれらの群指数間に大きな格差は生じない）。肥満症ではこのような発達障害の頻度が高いといわれるが[6,7]、特に全IQ70以上で知的障害がないと、学校では障害に気づかれず、社会に出てはじめて本人や周囲が問題に直面するケースが多い。言語性IQ（言語理解、作動記憶）が低い場合は、「上司の指示に従えない」「先走ってミスをする」など、動作性IQ（知覚統合、処理速度）が低い場合は、「分かっていても実行できない」「物事を整理できず混乱する」などの問題が生じやすい（図21-1）。高度肥満の場合は、特に動作性IQの低い人が多いことが報告されている[1]。

このような患者に対して、医療者は「真面目さが足りない」などネガティブな印象をもちやすい。しかし、1つのことにこだわると他の話が耳に入らない、不安や恐怖感を整理できず混乱してしまうといった脳の特性を理解し、患者を否定しないことが大切である。知的能力の低い患者と同じように、その人の理解や思考のペースに合わせて、医療、社会、家族でサポートしていく姿勢が求められる。

図21-1 知的発達のアンバランスが不適応を引き起こす例

言語性IQは外部からの言語を脳が適切に理解する能力で、動作性IQは理解したものを的確に処理したりまとめ上げたりする能力である。健常人ではこれらに大きな格差は生じない。しかし全IQが精神遅滞レベルでなくとも、言語性IQと動作性IQのバランスが悪いと、対人関係面などに問題が生じやすくなる。高度肥満では特に動作性IQ（知覚統合、処理速度）が低いケースが目立つ。

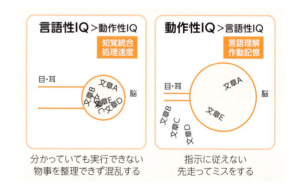

文献

1) Yu ZB, Han SP, Cao XG, et al.: Intelligence in relation to obesity: a systematic review and meta-analysis. Obes Res 11: 656-670, 2010
2) 原美智子, 江川久美子, 中下富子, 他: 知的障害児と肥満, 発達障害研究 23: 3-12, 2001
3) 中佳久, 小谷裕実. 近畿地方における知的障害児の肥満実態調査および肥満指導に関する一考察～第1報～. 小児保健研究 62: 17-25, 2003
4) 平山義人, 曽根翠, 荒木克仁, 他: 知的障害児・者の肥満度に関する研究. 平成16年度総括・分担研究報告書. 23-29, 2003
5) Bauchowitz AU, Gonder-Frederick LA, Olbrisch ME, et al.: Psychosocial evaluation of bariatric surgery candidates: a survey of present practices. Psychosom Med 67: 825-832, 2005
6) Curtin C, Anderson SE, Most A, et al.: The prevalence of obesity in children with autism: a secondary data analysis using nationally representative data from the National Survey of Children's Health. BMC Pediatr 10: 11, 2010
7) Cortese S: Obesity and ADHD: clinical and neurobiological implications. Curr Top Behav Neurosci 9: 199-218, 2012

（齋木厚人、林 果林）

IV 心理的ケア：実際の方法

肥満症の心理的ケアは第I章から第III章でも述べた。本章では、心理的ケアの基本、および実際の方法をより詳しく述べる。

IV-1 心理的ケアの基本：「協力的な治療関係」の形成とその中で行う指導・教育

ポイント

▶ 肥満症の治療では、医療者と患者の「協力的な治療関係」が不可欠である。
▶ 指導・教育は、協力的な治療関係の中で行う。
▶ これらを実現するための方法が、適切な「話の聞き方」による「認知的共感」、および指導・教育の際の「ペイシャント・エンパワーメント」である。

　肥満症の治療は、医療者がいくらがんばっても、患者がその気にならなければ良い結果は得られない。医療者と患者の「協力的な治療関係」(注)を築くことが不可欠であり、指導・教育をこのような治療関係の中で行うことも重要である。ここでは、これらを実現するための方法、すなわち適切な「話の聞き方」[1]と「認知的共感」[2]、指導・教育の際の「ペイシャント・エンパワーメント」[1,3]などを述べる。

　注　医療の場では、「患者を支える」「患者に寄り添う」「患者の身になる」などの言葉がしばしば用いられる。これらは良質な医療を提供したいという医療者の基本的な態度を表すスローガンだが、抽象的で、実際にどうすればよいのかはわからない。「協力的な治療関係」を築き、それを維持することが、このスローガンを実現する方法であるといえるであろう。

Q22 「傾聴」「共感」が重要といいますが、実際にどうすればよいでしょうか？

　患者の気持ちは患者にしかわからない。これは当たり前のことだが、忘れられてしまうことがある。患者の気持ちを察したつもりになって、表面的な関わりにとどまったり、患者のニーズとは異なることをしてしまうこともまれではない。

　患者の気持ちは患者にしかわからない。これをもう一度思い起こし、患者の話を丁寧に聞くことが心理的ケアの出発点になる。その方法と注意点を図22-1に示した。

　図22-1の中で特に重要なことは、単に話を聞くのではなく、病気による患者の苦痛、病気によって生じた社会的な苦境、医療者へのニーズなどを「理解しようと思って」、医療者が主体的に患者の話を聞くことである。これが「傾聴」である。はじめは何を言いたいのか理解できなくても、話を聞いているうちに、「なるほど…この人はこういうことを言いたかったのか」とわかることがある。このときには患者も、自分の気持ちが一部ではあるかもしれないが目の前の医療者に通じたと感じていることが多い。なかには、「先生、わかった？」と質問する人もいる。このように患者の考えや感情を理解すること、さらに互いに理解し合うことを「認知的共感」[2]

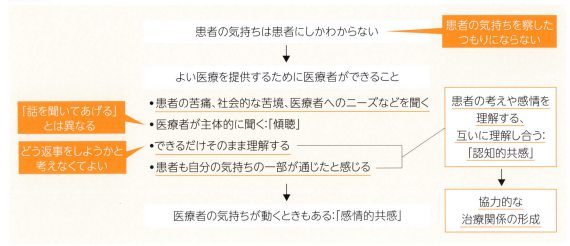

図22-1 「協力的な治療関係」を作るための話の聞き方

特に重要な部分に下線を引いた。

（注22-1）と呼び、これを繰り返すことによって「協力的な治療関係」が生まれていく[1]。

患者の話を聞くときに、どう返事をしようかと医療者が考えることはむしろ邪魔になる。返事を考えながら話を聞くと、相手の言葉に集中することができない。患者の話が理解できたときには「なるほど…」などと言い、わからなかったときは、率直に「そこがよくわからなかったので、説明してください」などと質問するとよい[1]。

以上は、肥満症のすべての医療場面で基本となる重要なことなので、もう一度要点を箇条書きにして表22-1に示した。

表22-1 「協力的な治療関係」を作るための話の聞き方の要点

①	患者の苦痛、社会的な苦境、医療者へのニーズなどを「理解しようと思って聞く」
②	患者の言うことがわかったときは「なるほど」などと言い、わからなかったときは率直に質問する
③	返事は考えなくてよい。患者の言葉を聞いて理解することに集中する

①〜③を行ううちに、話は自然に結着することが多い。

注22-1 共感について

「共感」も医療の場で頻繁に聞く言葉である。しかし、この言葉は意味不明確であり、どうしたら共感的な関係が生まれるのかもよくわからない。通常、共感というときは「感情的共感」[2]の意味であり、相手の気持ちを自分の気持ちのように感じることである。しかし、他人の気持ちを自分の気持ちのように感じることなど、ほぼ不可能である。これに対し、「認知的共感」は相手の考えや感情を理解すること、さらに互いに理解し合うことであり、これは実行可能である[1]。

認知的共感の結果として、感情的共感が生じることもある。すなわち、認知的共感に伴って医療者の感情も動き、「つらいだろうな。かわいそうだな」などと感じる。しかし、このような感情的共感がいつも生じるわけではなく、心理的ケアに不可欠なものというわけでもない[1]。

Q23 肥満症の人にはいろいろな指導・教育を行いますが、心理的ケアからみて重要なこと、注意すべきことを教えてください。

肥満症では、患者のセルフケアが治療成否の鍵を握る。そこで、セルフケアレベルの上昇を目指してさまざまな指導・教育が行われる。この指導・教育の際に、「協力的な治療関係」を深め、患者の「自己決定」を重視して、「セルフケアレベルを高める」ために行われる方法が「ペイシャント・エンパワーメント」である[1,3]。ここでいうパワーは「患者の自己決定権」であり、エンパワーメントは「決定権を患者に与えること」「患者の決定を重視すること」という意味になる[3]。ペイシャント・エンパワーメントの正確な理解と習得は非常に重要であり、適切な指導・教育を行うために不可欠である。

ペイシャント・エンパワーメントを行うときの医療者の基本的な姿勢は、指導・教育をするが、「患者を変えようと思わない」ことである。医療者が行うことは、まず「情報提供の工夫」である。患者1人ひとりについて、今その人に本当に必要な情報は何かを考え、それをわかりやすく伝えるための方法を工夫する。そして、患者が自分の行動を変えるとしたら、「実際にまずできることは何か」を話し合う。最初は「小さな変化」であってもかまわない。患者ができることを、「質問を交えながら」「具体的に」話し合い、患者の「自己決定」を助ける[1,3]。このときに、患者が行動を変えることが非常に難しいことを念頭において話し合うことも重要である。

　以上の要点を**表23-1**にまとめ、このときの対話の実例を**表23-2**に示したので参考にしてほしい（**注23-1**）。

> **注23-1** ペイシャント・エンパワーメントと認知行動療法
> 　認知行動療法は肥満症の治療に有効だが、治療のどの場面でどのように用いるのかはわかりにくい。ペイシャント・エンパワーメントを行う中で、その効果を高めるために認知行動療法の技法を取り入れると考えることがよい。

表23-1 「ペイシャント・エンパワーメント」の要点

①	指導・教育をするが、それによって「患者を変えようと思わない」
②	「情報提供の工夫」
③	「実際に患者ができること」を話題にする
④	「小さな変化」であってもかまわない。「小さな変化」を重視する
⑤	「質問を交えながら」、「具体的に」話し合う
⑥	このようにして、患者の「自己決定」を助ける
⑦	決めたことができなくても、患者が行動を変えようとした点をみつけ、それを肯定的に評価して患者に伝える
⑧	行動を変えることが非常に難しいことを念頭において話し合う

表23-2 「ペイシャント・エンパワーメント」における対話の実例

患者	勉強したし、栄養指導も受けたし、もう大丈夫です。
医療者	そうですね。実際には、急に全部は難しそうな気もしますが…
患者	うーん。どうですかね。
医療者	先の目標は別として、すぐにできそうなことは何ですか？
患者	えっ？
医療者	今日から始められそうなことというか…
患者	…すぐには思いつかないものですね。
医療者	難しいですよね。食事を制限するなど、とてもきついと思います。生活も変えなければいけないかもしれないし…
患者	夜遅くはなるべく食べないとか、1食でも少し残すとかは、役立ちますか？
医療者	非常によいと思います。どちらか1つからでもよいのではないかと思いますが…（さらに具体的な方法の話が続く）

肥満した2型糖尿病患者との栄養指導後の外来での対話である。
特に重要と思われる部分に下線を引いた。すなわち、患者が実際にできることを、質問を交えながら、具体的に話し合う。小さな変化を重視する。生活を変えることが非常に難しいことを念頭において、話し合う。

Q24 肥満症患者との話し合いはどのように進めていけばよいでしょうか？注意すべきことも教えてください。

患者の話の聞き方、指導・教育のときの話し合いの方法などをQ22、Q23で述べたが、さらに具体的なこと、例えば患者にどのように声をかければよいのかなどを迷う医療者は多い。医療場面ごとの話の聞き方を**表24-1**に、話の聞き方の一般的な注意点を**表24-2**に示した。

表24-1で注目してほしいことは、日常的に、体調の質問に加えて、ときどき「心配なことは？」「気持ちのつらさは？」などと聞くことである。患者は、心理的な苦痛や治療に関する疑問を自分からは述べないとしても、質問されれば答えることが多い。

表24-2で特に重要なことは、丁寧に、しかし恐れることなく患者と話し合うことである。医療者の中には、患者と話し合うことを避ける人がいる。この理由の1つは、深刻な話題になり、適切に返事をすることができないのではないかと恐れることであろう。このようなことは、Q22で述べた方法で話を聞けば、実際にはほとんど起こらない。また、「自然に」話すと言うが、実際にはばか丁寧になってしまったり、上の立場から話してしまうことも多い。さらに、患者との視線の高さをそろえることを重視して、しゃがんで話す医療者もいるが、これも問題であろう。これらの解説と対策も**表24-2**に記載した。

表24-1 話の聞き方：医療場面ごとの方法

場面	話の聞き方
はじめに病歴を聞くとき	別室で時間をとって聞く 協力的な治療関係を作るための話の聞き方（Q22を参照）
日常的に行うこと	体調の質問に加えて、ときどき「心配なことは？」「気持ちのつらさは？」などと聞く
問題が起こったとき	「○○が心配です。話せることでよいので、事情を教えてください」などと言う 責任者が別室で時間をとって聞く 協力的な治療関係を作るための話の聞き方（Q22を参照） 問題の解決策を相談するときもある。このときも相談して決める。問題解決を焦らない

表24-2 話の聞き方：一般的なことと注意点

話の聞き方と注意点	解説
丁寧に、しかし恐れることなく患者と話し合う	聞いて理解することが重要で、適切な返事をしようと考えて悩んだり、焦ったりする必要はない
「自然に」話す	自分が普段の生活で、患者と同性同年輩の知人と話すように話すとよい
少し長く話すときは椅子をもってきて座る	しゃがんで話すのはよくない。落ち着かず、また普段の生活でしゃがんで話すのはごく親しい人、小さな子どもが相手のときくらいで、医療場面で行うことは不自然である
正対せず、斜めに座り、ときどき患者の顔を見るくらいがよい	正対して話したり、目を見すぎたりすると、相手に圧迫感を与えることがある
できるだけ指図しない	—
患者の話の腰を折らない	—
医療者がしゃべりすぎない	—

文献
1) 堀川直史：コンサルテーション・リエゾン精神医学における精神療法. 精神療法増刊第2号: 161-165, 2015
2) 梅田聡：共感の科学：認知神経科学からのアプローチ. コミュニケーションの認知科学2: 共感（梅田聡 編）. 岩波書店, 東京, 1-29, 2014
3) Aujoulat I, D'Hoore W, Deccache A: Patient empowerment in theory and practice: polysemy or cacophony? Patient Educ Couns 66: 13-20, 2007

（堀川直史）

IV-2 肥満症の治療に対する患者の準備性の判断と動機づけの方法

ポイント

▶ 変わりたい気持ちの有無、セルフケア行動の有無や維持期間などを質問し、減量に対する心理的な準備が整っているかを判断する。
▶ 肥満症患者は自己評価が低いことから困難な問題を回避することも多い。患者の健康を心配する存在として信頼関係を築き、まずは受診の継続を目指す。
▶ 無理な減量方法を試みてはいないかを具体的に聴取し、身近で実現可能な目標を協働で設定する。

Q25 患者がどの程度自分の行動を変えたいと思っているのかを判断するにはどうすればよいのでしょうか？

患者がどの程度自分の行動を変えたいと思っているのかを判断するには、「行動変化を起こすための心理的な用意がどこまで整っているのか」を表す準備性のアセスメントを行うとよい。自分のために必要なことでも、実行できるかどうかは患者の準備性の有無によって変わる[1]。患者の準備性の段階に応じた支援を行うことが、医療者と患者双方にとって無理のない治療につながる。

準備性のステージは、前熟考期から熟考期、準備期、実行期、維持期の5段階と考えられている。図25-1に示したように、医療者が投げかけた質問に対する患者の回答によって、行動変容ステージモデルのどの段階にあるかを理解し患者の準備性を見極めながら、段階的に指導目標を設定することが望ましい[1]。具体的には、その時点で変わりたい気持ちがあるかどうか、診察・面接の間にセルフケア行動の実践がなされているかどうか、それがどのくらい維持されているかどうかでアセスメントする。

図25-1 肥満症治療における準備性と支援

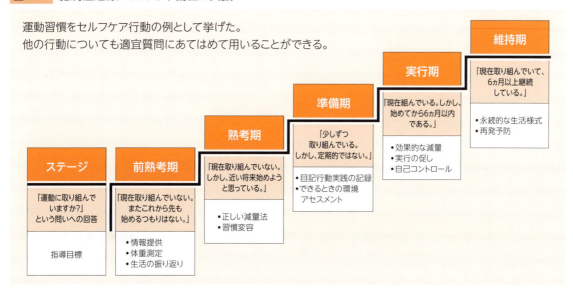

Q26 自分の食行動や運動は普通なので変える必要がないという患者がいます。どのように対応したらよいでしょうか？

このような患者は、図25-1の行動変容ステージモデルの前熟考期にあると考えられる。前熟考期の患者は「今は取り組まない」という行動を選択しており、医療者が説得しても考えや価値観を大きく変えることは難しい。相談を継続して患者との信頼関係をあたためながら、動機づけの芽を探ることが、この時期の重要な支援と言えるだろう。

肥満症患者の心理的特徴として最も重要なものは、自己評価の低さであると指摘されている。なかでも高度肥満患者は減食とその挫折を繰り返していることが多く、このことが自己評価を大きく低下させる[2]。自分が深く悩んでいる問題を自力で解決できるかどうかは自分の能力や価値の評価に直接的に関わるため、その挫折感はとりわけ強い[2]。

低い自己評価から自分を守る手段として、困難な問題を回避する傾向を示すことも多い。「現在の食行動や運動は普通なので変える必要がない」という態度も、回避的な態度ととらえることができるだろう。

対策としては、まず行動変容が求められる肥満症治療の大変さを医療者が共有し、これまでに経験してきた苦労や努力を聞くことが重要である。その話の中から、減量法など、どのような取り組みに興味をもってきたかを知ることもできる。医療者は患者の問題を指摘する人ではなく、患者の健康を心配している人としての態度を示すことに留意し、「相談に行く」という行動が継続されるように支援する。そして、患者が「医療者に責められることはない」と感じ、安心して相談ができるようになってきたところで、改めて健康や体重コントロールに関心をもってもらうような対応を始める（表26-1）[1]。

表26-1 前熟後期の指導目標 （文献[1]に基づいて作成）

指導目標
1. 体重コントロールの必要性を理解してもらう 2. 健康的な食事と運動の原則を理解してもらう 3. 今の体重を維持する方法を理解してもらう
具体的な指導項目
・太っているとはどういうことか　・理想的な体重コントロールとは　・ストレスとその対処法 ・望ましい体重とは　・健康的な食事の原則 ・減量によって改善されることは　・健康的な運動の原則
指導のポイントと注意
・減量が絶対正しいと患者に思わせないようにする ・肥満は悪いことと決めつけない ・必要な情報を簡潔に分かりやすく説明する

Q27 減食が続かず、すぐ多食に戻ってしまう人がいます。どうしたらよいでしょうか？

まずは、患者が減量の必要性をわかっていて、「変わりたい」という気持ちをもっていることを肯定的に評価したい。すぐに多食に戻ってしまう人は、過去にも自身で行動変容を試みたり、健康に関する本を購入するなど、何らかの取り組みをしていることが多い。それなのに、すぐに元の生活習慣に戻ってしまうということは、極端な食事制限に取り組んでいたり、自己流のやり方に頼っている可能性がある。した

がって、取り組みの内容を詳しく聞き、無理な減量法は逆効果であることや、安易な方法に頼っても効果は得られないことを明確に伝える必要がある[1]。

大切なのは、今の生活の中で無理なく行動変容できる方法を患者とよく話し合い、明日からでも取り組めそうな実現可能で具体的な課題を一緒に設定することである(**表27-1**)。身近で実現可能な目標を設定すると、課題に取り組みやすくなり、決めたことを実行できるという自己効力感(セルフ・エフィカシー)を高めて成功体験を積むことにつながる。このような支援を重ねることにより、診察場面は患者を指導する場から患者を認める場になり、医療者と患者の双方に、より好ましい環境や関係が育まれることが期待できる。

表27-1 課題設定の例

悪い例(遠くて大きな目標)	良い例(身近で小さな目標)
食べすぎない	・食後すぐに歯を磨く ・コンビニエンスストアに寄らない ・野菜から先に食べる
運動する	・歩数計で普段の歩数を計測し、まずは1日+1000歩を目指す ・15分以内の電車乗車では座らない
禁酒する	・水曜日は休肝日にする ・ロックを水割りにする

文献
1) 足達淑子:ライフスタイル療法Ⅱ 肥満の行動療法. 医歯薬出版, 東京, 2006
2) 堀川直史, 五十嵐友里:肥満症患者の行動と心理の特徴および手術後の心理的アプローチ. 肥満研究 21, 36-42, 2015

(五十嵐友里)

Ⅳ-3 認知行動療法とその日常臨床への応用

ポイント

▶肥満の認知行動療法は、日常の考え方のくせや不適切な習慣に気づき、肥満を維持・強化している不健康行動を望ましい健康行動に改善する治療法である。
▶肥満の認知行動療法は、食事・運動習慣、ストレス対処について、セルフコントロール能力を向上させて、減量とリバウンド防止という目標の達成を目指す。
▶食べ過ぎや空腹感に対しては「刺激統制法」や「反応妨害／習慣拮抗法」が役立つ。
▶ネガティブな気分に対しては「認知再構成法」が、ストレスの原因の解決には「問題解決技法」を用いる。
▶肥満症治療はグループ療法のメリットを生かしやすい。

Q 28 認知行動療法とはどのような治療法なのでしょうか? ポイントを教えてください。

認知行動療法は、行動科学や認知科学の発展によって開発された心理療法の1つである。肥満症をはじめとする生活習慣病に対して多くの臨床試験が積み重ねられており、欧米では薬物療法や外科

治療と並び科学的根拠に基づく治療として確固たる地位を築いている。認知行動療法では、「望ましい行動変容は、個人の認知の変容によって影響を受ける」と考える。したがって、その目標は、「認知の変容を介して行動の変容をもたらすこと」である。

認知とは物事の受け止め方や考え方のことであり、予測や判断、信念や価値観といった要素も含む。いわば日常における考え方の"くせ"や"習慣"である。肥満を維持・強化している不適切な行動を、望ましい健康行動に改善するためには、認知や行動の変容を目指す認知行動療法は、うってつけの治療法であると言える。

現在、肥満症に対しては、食事療法と運動療法に認知行動療法を加えた包括的なプログラムである「生活習慣改善法(Lifestyle modification)」が標準的治療となっている。肥満の認知行動療法では、通常複数の治療技法(**表28-1**)が用いられ、治療の進展に合わせて実行される(**図28-1**)。

表28-1 認知・行動変容のための治療技法

①	セルフモニタリング
②	刺激統制
③	反応妨害/習慣拮抗法
④	問題解決技法
⑤	認知再構成
⑥	再発防止訓練
⑦	ストレスマネジメント
⑧	随伴性マネジメント
⑨	ソーシャルサポート
⑩	アサーショントレーニング
⑪	目標設定
⑫	モチベーション強化

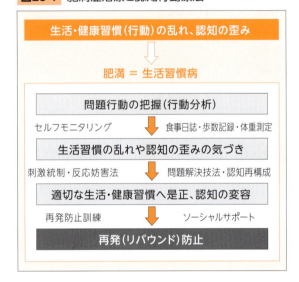

図28-1 肥満症治療と認知行動療法

Q29 肥満症治療における認知行動療法の役割とはどのようなものでしょうか？効果はどのくらいあるでしょうか？

肥満症治療における認知行動療法の目標は、減量だけでなくリバウンドを防止することである。認知行動療法では、患者の食事、運動などの日常生活上の行動や、ストレスの対処法について、「セルフコントロール能力」を向上させることで、目標の達成を図る。治療の場では、患者自身が積極的に取り組むことが重要であり、解決すべき課題を患者自らが日常生活の中で実践していくことが不可欠となる。リバウンド防止のためにも、減量だけを目的とするのではなく、生活習慣(ライフスタイル)の改善に焦点を当て、その人に合った、その人らしい生き方や生活も視野に入れる[1]。

これまで、肥満症に対する認知行動療法の成績は短期的には有効であっても、長期間の体重維持は困難であり、3〜5年後には大部分が元の体重に戻ると言われていた[2]。しかし、最近、肥満糖尿病患者に対して行われた生活習慣改善法の大規模無作為化対照試験である「Look AHEAD(Action Health for Diabetes)」で、はじめて8年間の長期にわたり体重の再増加を相当程度まで阻止できたとの報告があった[3]。米国の最新の肥満症治療ガイドライン[4]は、「肥満または過体重の患者は、個別または集団で、少なくとも6ヵ月間で14セッション以上ある包括的なライフスタイルプログラムに、6ヵ月以上参加すべきであり、さらに治療は1年以上の維持治療を継続する必要がある」と提言している。

Q30 認知行動療法で、患者の空腹感を軽くすることはできるでしょうか?

　三度の食事以外で食べたい欲求が起きると、それを空腹感と勘違いして余分に食べしまうことがある。実はこの空腹感は一時的なことが多い。空腹感には、「生理的空腹感」と「情動的空腹感」がある。「生理的空腹感」とは、定時の食事前に起こるような、お腹が空いたという真の空腹感である。これに対し、「情動的空腹感」は、退屈、抑うつ、怒り、イライラのようなマイナス気分が引き金となって起こる、心理的衝動的な空腹感である。後者は、食べずにやり過ごし、消失させることが十分に可能である。

　情動的空腹感に条件づけられた食事習慣は、肥満症患者の大きな特徴の1つである。したがってお腹が空いたと感じても、「ちょっと待てよ、本当に食べたいのか?」と自問するくせをつけさせる。食べたいと思ったら、例えば「友人に電話をかける」など食べるという行動と両立しない行動をするのがコツである(**表30-1**)。衝動的な欲求を我慢したり、逆に欲求と両立しない行動をとることで、欲求を処理可能なレベルに低下させる方法で、これを「反応妨害/習慣拮抗法」という。多くの衝動は時間が経つと弱まるという原理で対処できることを知っておくとよい。

表30-1　食べることと両立しない行動の例
（反応妨害／習慣拮抗法の具体例）

・とにかく3分間をやり過ごす。
・ストレッチをする。
・友人に電話をかける。
・軽い運動をする。
・シャワーを浴びる。
・外出する。散歩する。
・ガムをかむ。
・炭酸水やお茶をゆっくり飲む。
・食べたくなったら歯を磨く。
・指の爪を磨く。
・その場で20回腿上げダッシュをする。

Q31 菓子類の食べ過ぎを防ぐために認知行動療法を用いるとしたら、どんなことができるでしょうか?

　菓子類などの食品が身の回りにあると、空腹でなくてもつい口に入れてしまいがちである。菓子類は想像以上に高カロリーであることも多く、食べる頻度が高いとカロリーオーバーになってしまう。菓子類の食べ過ぎは減量の大きな妨げになるので、まず、偶発的な摂食がないか(無意識に食べていないか)を確認し、それを誘発する刺激(環境)を明らかにする。次に、食べたくなる刺激を減らし、避ける方法を計画し、実行する。

　このように、食べ過ぎを起こす刺激を一貫して避けることを「刺激統制(環境調整)」という(**表31-1**)。すぐにできそうなことを患者に尋ね、実行可能なことから1つひとつ始めて広げていくとよい。

表31-1　刺激統制(環境調整)の具体例

・余分な菓子類を買わない。
・買いだめをしない。
・菓子を家に持ち込まない。
・もらった菓子は人にあげる。
・少なめに袋から小皿にとり、残りは封をする。
・すぐ手が届くところに食べ物を置かない。
・残り物はすぐに冷蔵庫にしまう。
・買い物リストにしたがって買う。
・お腹が空いた状態で買い物に行かない。
・間食は時間・量・内容を決めてそのときだけ摂る。
・間食しそうな場所は避ける、近づかない。
・料理を小さい皿で盛り、決して大盛りにしない。

Q32 患者の気分の改善のために認知行動療法を用いるとしたら、どんなことができるでしょうか？

　肥満症患者は次のようなことをよくいう。「何度もリバウンドしている自分はダメ人間だ」「理想体重になるまで自信なんてもてるはずがない」「太っているから、何をしても上手くいかない」「今日は体重が増えていたので一日憂うつだ」などである。ダメだ、自信がない、憂うつというネガティブな気分があると、適切な行動ができない。

　ネガティブな気分は、実は思考の歪み・くせによって生じていることが多い。例えば、上記の「理想体重になるまで〜」の場合は、「減量するからには理想体重にならなければ意味がない。10kgしか減量できなかった自分は価値がない」とどこかで考えている。これは極端な完全主義思考であり、「白黒思考／二分思考」と呼ばれる。このような考え方のくせがあると、減量や体重維持の大きな失敗要因となる。肥満症患者が陥りがちな特徴的思考パターンを、表32-1に提示したので参考にしてほしい。

表32-1 肥満症患者が陥りがちな特徴的思考パターン（思考の歪み・くせ）

全か無か思考 （白黒思考・二分思考）	物事を白か黒か、良いか悪いか、善か悪かでしか考えられない、極端な「完全主義」の思考パターン。 　例）理想体重にならないとダイエットは失敗だ。 　例）体重が1kg増えるのは、10kg増えることと同じだ。 　例）成功できるか否かは痩せているかどうかで決まる。
誇大視・拡大解釈	望ましくない結果を過大に解釈すること。ダメなことをふくらませる「雪だるま式」考え方。 　例）2kgも太った、もうジーンズははけない。 　例）今週はがんばったのに300gしか減らなかった。これ以上のペースで減らすのは不可能だ。
過度の一般化	1度や2度だけの失敗や悪い出来事、あるいはごくわずかな経験で得られた事実を、常に当然のごとく起きることだと思いこみ、一般法則へと置き換えてしまう思考パターン。 　例）ダイエットしたらリバウンドした。だから私は絶対やせられない体だ。 　例）課題ができない自分は、ダメな人間である証拠だ。
すべき・ねばならぬ思考	「〜すべき」「〜でなくてはならない」というようなフレーズが特徴で、自分で考えた基準が当然であるとする思考パターン。高すぎる目標や厳しすぎる目標を設定し、それができないと自分自身でダメだと感じてしまう。 　例）体脂肪率は10%以下でなければならない。 　例）魅力的になるにはBMIが20まで痩せねばならない。
選択的抽出 （色眼鏡・心のフィルター）	他に良い面があるにもかかわらず、それを遮断して（『色眼鏡』をかけ）、たった1つの良くない出来事・記憶にこだわって、そればかりくよくよ考えてしまうこと。 　例）今までの人生の中でいい思い出なんて一つもない。 　例）太っているから、私はもてないのだ。
否定的予測	具体的な根拠がないにもかかわらず、自分には否定的な出来事が起こると予測すること。 　例）スポーツウェアを着て外出したら、滑稽にみえると人は思うだろう。 　例）太っていたら誰も雇いたがらないはずだ。

患者にネガティブな気分がみられたときは、考えのくせを知るチャンスなので、その状況、そのときの気持ちを丁寧に聞く。そのうえで特徴的な思考パターンがみられたときは、それを指摘し、別の考え方はできないかを考えてもらう。これを「認知再構成法」という。「認知再構成法」は、行動変容を妨げる引き金になっている否定的気分そのものには焦点を当てず、否定的気分を生じさせる思考のくせを知って、別の考え方・見方を取り入れ、考え方の幅を広げることによって、気分を立て直し、より楽に生きていくためのスキルである。

また、気分自体ではなく、ストレスの原因となっている問題を探求し、積極的に解決することでストレスを軽減させる「問題解決技法」もある。

Q33 グループ療法に認知行動療法を取り入れるとしたら、どんなことができるでしょうか？ 注意することは何でしょうか？

患者の置かれた状況や認知の歪みは個別的なものなので、認知行動療法は基本的に個人を対象にした治療である。しかし、欧米ではコスト・パフォーマンスの観点から、肥満症患者に対しては集団療法が勧められ、食行動や運動といった生活習慣の改善が目的のプログラムは、集団療法に適した形で構成されている[5]。

また、医師だけでなく看護師、栄養士、運動療法士、心理士といった多職種がそれぞれの専門性を生かし、役割を分担しながら治療に参加しやすいのも集団療法である。集団療法は、同じ目標に向かって互いにサポートし励まし合うことで、患者の治療意欲が向上し、ドロップアウトの防止にもつながる。

そのほかにも、新しい対処法の相互学習、治療者への依存が減るといったさまざまなメリットがある。ただし、集団では対応が難しい個別の問題（精神疾患やむちゃ食いなど）を抱えている人は、個別治療が望ましい。

集団療法は、実際に参加する前にプログラムや内容を説明し、十分な理解を得ておかなければならない。また前もってルールを明確にし、それにしたがうことを誓約してもらう。例えば、時間は厳守する（遅刻をしない）、欠席のときは事前連絡をする、発表時間を守る、メンバー同士の批判をしない、ほかの参加者の情報を漏らさない（プライバシーの保護）などである。

文献

1) 野崎剛弘, 澤本良子, 須藤信行: 肥満の認知行動療法〜ライフスタイル改善のための心身医学的アプローチ〜. 福岡医誌 105: 139-147, 2013
2) Jeffery RW, Drewnowski A, Epstein LH, et al.: Long-term maintenance of weight loss: current status. Health Psychol 19: 5-16, 2000
3) Jensen MD, Ryan DH, Apovian CM, et al.: 2013 AHA/ACC/TOS guideline for the management of overweight and obesity in adults: a report of the American College of Cardiology/American Heart Association Task Force on Practice Guidelines and The Obesity Society. J Am Coll Cardiol 63: 2985-3023, 2014
4) Look AHEAD Research Group: Eight-year weight losses with an intensive lifestyle intervention: the look AHEAD study. Obesity (Silver Spring) 22: 5-13, 2014
5) 野崎剛弘, 澤本良子, 古川智一, 他: 肥満の認知行動療法〜集団治療の試み〜. 日心内会誌17: 26-31, 2013

（野崎剛弘、小牧　元）

Ⅳ-4 むちゃ食い障害／過食性障害と診断されたときの肥満症の治療とケア

ポイント

▶ 2013年に発表されたDSM-5で、むちゃ食い障害は肥満が必発の過食性障害として単一疾患に位置づけられた。
▶ 過食性障害の治療には薬物療法や心理療法があるが、いずれも根治治療とは言えない。複雑な背景のある過食性障害には、複数の治療法を併用しながら長期的な展望をもって診療に当たることが必要である。

Q34 むちゃ食い障害は、精神科の新しい診断基準でどのように変わったのでしょうか？

　むちゃ食いとは、「一定時間内にすごい勢いで大量の食事を摂取する」「そのむちゃ食い行動が自分でコントロールできない」の2つが特徴で、むちゃ食い行動には、「嫌悪感、抑うつ感、強い罪悪感が伴う」と言われている。

　2013年、米国精神医学会が発行している精神疾患の診断基準が19年ぶりにDSM-ⅣからDSM-5に改訂された[1]。DSM-Ⅳでは、「むちゃ食い障害」は今後の研究のための基準案にとどまっていた。しかし、DSM-5からは摂食障害に含まれる「過食性障害」(**表34-1**)という1疾患として確立された(Q2、Q10を参照)[2]。

　米国での12ヵ月有病率は、女性1.6％、男性0.8％と摂食障害の中では性差が小さく、また代償行動がないため痩せることは少なく、正常体重の人にも肥満の人にも生じるとされている。

表34-1 過食性障害の診断基準(DSM-5、一部省略・変更)

A	反復する過食エピソード、過食エピソードは以下の両方の特徴をもつ (1) 他と区別される時間帯に、ほとんどの人が同様の状況で同様の時間内に食べる量よりも明らかに多い食物を食べる (2) そのエピソードの間は、食べることを抑制できないという感覚
B	過食エピソードは、以下のうち3つ以上を伴う (1) 通常よりずっと早く食べる (2) 苦しいくらい満腹になるまで食べる (3) 身体的に空腹を感じていないときに大量の食物を食べる (4) どんなに多く食べているか恥ずかしく感じるため1人で食べる (5) あとになって、自己嫌悪、抑うつ気分、強い罪責感などを感じる
C	過食に関して明らかな苦痛がある
D	過食は、平均して3ヵ月にわたって少なくとも週1回は生じている
E	反復する不適切な代償行動はない

Q35 過食性障害の精神療法について、重要なことを教えてください。

過食性障害の背景には、自信のなさや社会との関わり方の不得手など、性格の偏りや心理社会的背景が強く関係している。精神療法の代表は認知行動療法である。そのほかに、対人関係療法も有効とされている[3,4]（**表35-1**）。

しかし、実際には本人に強い嫌悪感や罪悪感があるにも関わらず、やめることのできない「むちゃ食い行動」を、治癒にもち込むことは非常に困難である。精神療法では、むちゃ食いをなくすことだけを目標にするのではなく、考え方のくせや環境の改善に焦点を当て、長期的な展望で精神療法を行う。

表35-1 過食性障害の治療

1) 精神療法
   ① 認知行動療法
      （弁証法的行動療法、行動療法などを含む）
   ② 対人関係療法

2) 薬物療法
   ① 抗うつ剤 ………… SSRI（セルトラリンなど）
   ② 抗てんかん薬 …… （トピラマートなど）
   ③ その他 …………… 吸収阻害（オルリスタット、セチリスタット）
                      制吐剤（オンダンセトロン）
                      漢方薬（抑肝散、抑肝散加陳皮半夏）

文献3～9)に基づいて作成した。

Q36 向精神薬による過食性障害の治療について教えてください。

むちゃ食いに対しては、さまざまな薬物療法がある[5]（**表35-1**を参照）。抗うつ薬の選択的セロトニン再取り込み阻害薬（SSRI）のセルトラリン（商品名：ジェイゾロフト）が、むちゃ食い行動や体重減少に有効であった[6,7]、抗てんかん薬のトピラマート（商品名：トピナ）が有効であった[8]、漢方薬の抑肝散が著効した[9]といった報告のほか、薬物療法単独よりも認知行動療法を併せて行うことでより高い効果を認めた[10]との報告もある。しかし、いずれも短期的な結果であり、長期的な結果は不明であるとしている[11]。

文献

1) 日本精神神経学会（監修）: DSM-5精神疾患の診断・統計マニュアル. 医学書院, 東京, 2014
2) 切池信夫: これからの摂食障害臨床～DSM-5分類について～. 臨床精神医学42: 529-535, 2013
3) McElroy SL, Guerdjikova AI, Mori N, et al.: Overview of the treatment of binge eating disorder. CNS Spectr 20: 546-556, 2015
4) Amianto F, Ottone L, Abbate Daga G, et al.: Binge-eating disorder diagnosis and treatment: a recap in front of DSM-5. BMC Psychiatry 15: 70, 2015
5) Reas DL, Grilo CM: Current and emerging drug treatments for binge eating disorder. Expert Opin Emerg Drugs 19: 99-142, 2014
6) Leombruni P, Pierò A, Lavagnino L, et al.: A randomized, double-blind trial comparing sertraline and fluoxetine 6-month treatment in obese patients with Binge Eating Disorder. Prog Neuropsychopharmacol Biol Psychiatry 32:1599-1605, 2008
7) McElroy SL, Guerdjikova AI, Mori N, et al.: Current pharmacotherapy options for bulimia nervosa and binge eating disorder. Expert Opin Phamacother 13: 2015-2026, 2012
8) Leombruni P, Lavagnino L, Fassino S: Treatment of obese patients with binge eating disorder using topiramate: a review. Neuropsychiatr Dis Treat 5: 385–392, 2009
9) 大平征宏, 齋木厚人, 大城崇司, 他: 減量手術後の過食行動によるリバウンドに抑肝散が有効であった一例. 日本東洋医学雑誌64: 272-277, 2013
10) Molinari E, Baruffi M, Croci M, et al.: Binge eating disorder in obesity: comparison of different therapeutic strategies. Eat Weight Disord 10: 154-161, 2005
11) Reas DL, Grilo CM: Review and meta-analysis of pharmacotherapy for binge-eating disorder. Obesity (Silver Spring) 16: 2024-2038, 2008

（林　果林）

IV-5 うつ病と肥満症が併発しているとき

ポイント

▶ うつ病と肥満症は互いに影響し合い、しばしば併発する。
▶ 肥満症の診療場面でも、大うつ病を発見し、診断して治療することが重要である。
▶ うつ病と肥満症が併発しているときの肥満症の治療では、セルフケアに関する目標の変更、これについて医療者と患者がよく話し合うことが重要である。

Q37 うつ病と肥満症は併発しやすいのでしょうか？そうだとすればなぜですか？

外科的治療を希望した肥満症患者の術前評価の一部として行われた研究によると、これらの患者におけるうつ病性障害および大うつ病（**注37-1**）の有病率は高く、それぞれ6.4～15.6％と3.4～10.4％に達する（Q10を参照）[1～3]。

一方、うつ病患者における肥満症の有病率は、一般人口調査の結果の1.5倍程度に上昇する[4]。

うつ病と肥満症は互いに影響し合っている（**図37-1**）（Q10を参照）。肥満症患者には、肥満症によって生じるさまざまな苦痛や、元来の低い自己評価などが原因となって、頻繁に強い抑うつ症状が生じ、その一部は診断基準に合致してうつ病と診断される。

一方、うつ病患者では身体活動が低下し、精神疾患の苦痛などから逃れるために多食が生じることがある。さらに、体重増加の副作用をもつ向精神薬が使用されていることもまれではない（**巻末付録**）。これらのために、うつ病患者には、肥満症が生じやすい。

注37-1 うつ病とこれに関係する用語

「うつ病」は、抑うつ症状を中心とする精神疾患という意味であり、明確な規定はない。DSM-ⅣやDSM-5では、診断の大カテゴリーに「Depressive Disorders」（日本語表記は、DSM-Ⅳでは「うつ病性障害」、DSM-5では「抑うつ障害群」であり、まぎらわしい）があり、いくつかの亜型に分けられている。うつ病はこのうつ病性障害と同じ意味と考えてよいであろう。

「大うつ病」は、典型的な抑うつ症状がそろった抑うつ障害群の亜型の1つであり、臨床的に特に重要である。

「うつ状態」という言葉もあるが、これは状態を示すものであり、診断とは異なる。

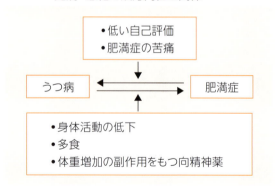

図37-1 うつ病と肥満症の発病・悪化の双方向性の関係

Q38 精神科以外でもうつ病を診断することができるでしょうか？要点と注意点を教えてください。

うつ病と肥満症はしばしば併発する。このときには、肥満症の治療アドヒアランスが悪化するなどの理由で、肥満症の治療の効果も低下する。また、うつ病患者の中には、うつ病と診断されず、精神科の治療を受けていない患者も多い。したがって、肥満症の診療場面でも、うつ病を発見し、治療することが重要である。実際には、うつ病性障害のうち大うつ病をDSM-5の診断基準（**表38-1**）

によって診断すればよいであろう。

　大うつ病発見の手がかりになる症状は、①不眠、②「身体疾患によって説明されない身体症状（倦怠感、いわゆる自律神経失調症状、筋緊張症状などのうち、身体疾患の症状とは考えられないもの）」、③言動に活気がない、④治療アドヒアランスの悪化などである。さらに、⑤抑うつ症状の心理テスト（Q15を参照）を行い、合計スコアがスクリーニングの閾値を超えた場合も大うつ病の可能性がある（この心理テストはスクリーニングに用いるものであり、心理テストによって大うつ病と診断することはできない）。

　以上の症状がみられた場合には、率直に気分を質問してみるとよい。例えば、「気持ちのつらさはどうですか？」などと訊ねる。その患者が大うつ病であれば、自分からは話さないとしても、質問されれば抑うつ気分などを肯定し、さらに詳しく症状を述べることが多い。

　そして、診断基準にしたがって症状と経過を確認し、これらが診断基準に合致すれば大うつ病と診断する。精神科以外の医療者もこのような手順で大うつ病を診断することが可能である。

 表38-1　大うつ病の診断基準（DSM-5、一部省略）

- （1）ほとんど1日中、ほとんど毎日の抑うつ気分
- （2）ほとんど1日中、ほとんど毎日の興味や喜びの喪失（ほとんどすべてに興味がない）
- （3）ほとんど毎日の食欲低下、体重減少
- （4）ほとんど毎日の不眠
- （5）ほとんど毎日の精神運動制止（外からみて元気がない）または焦燥（外からみて落ち着かない）
- （6）ほとんど毎日の疲労感、気力の減退
- （7）ほとんど毎日の無価値感、罪責感
- （8）ほとんど毎日の思考力・集中力の減退、決断困難
- （9）自殺念慮、自殺企図

以上のうち、(1)または(2)を含む5つ以上の症状が2週間以上持続し、患者に強い苦痛を与えるか生活を妨げ、これが身体疾患や薬の副作用ではないときに、大うつ病と診断する。
（　）は筆者が追記した。

Q39　うつ病と肥満症が併発しているとき、それぞれの治療について教えてください。

　うつ病と肥満症が併発しているときには、両者の関係を考えながらうつ病と肥満症の治療を行うことになる。

　このうち、うつ病の治療であるが、患者が精神科にかかっていない場合の初期治療は、肥満症の担当医が行うことが望ましい。それは、精神科医は体重増加にあまり注意せず、肥満症患者の心理や行動に関する知識をもっていないことが多いためである。

　このときの方法であるが、Q38で述べた手順で大うつ病と診断したときには、抗うつ薬のうち選択的セロトニン再取り込み阻害薬（SSRI）を処方することが原則であり、そのほかの大うつ病への対応を行う。抗うつ薬処方の方法、治療開始時の患者への説明、患者への接し方、精神科医への紹介が必要な場合などを、**表39-1**、**表39-2**、**表39-3**、**表39-4**に示した。

　一方、うつ病を併発している場合の肥満症の治療では、セルフケアの目標を下げざるを得ないことが多い。なぜなら、セルフケアの実行に必要な意欲が低下しているし、高い目標のセルフケアはうつ病を悪化させる強いストレス因子になるか

らである。そこで、今の状態でできることを患者と話し合い、相談して目標を設定する。このときに患者を焦らせないことが重要なので、可能であれば「無理しなくてよいので…今の状態でできることはあるだろうか」という程度の提案の仕方が望ましい。

表39-1　大うつ病に対する抗うつ薬処方の方法

- 原則として抗うつ薬を処方する。抗うつ薬1剤のみの単剤処方とする。原則として、抗不安薬と睡眠薬を併用しない
- 抗うつ薬は、選択的セロトニン再取り込み阻害薬(SSRI)を選択する。日本で発売されているSSRIのうち、体重増加の副作用のないものは、エスシタロプラム(商品名:レクサプロ)、セルトラリン(商品名:ジェイゾロフト)などである
- 初期使用量(最小規格の錠剤1錠)を1日1回(夕食後が多いが、朝食後でもかまわない)処方する
- 1〜2週に1回、1錠ずつ増量し(増量したあとも1日1回の処方でよい)、維持使用量(エスシタロプラムは1日1〜2錠、セルトラリンは1日2〜4錠)まで増量する
- 4〜8週程度状態を観察する
- 深刻な副作用は原則として生じない。5〜10%程度の患者に、処方開始から数日間、悪心、頭痛、眠気などがみられるが、服用を続けると消失する
- 薬物相互作用に注意すべきだが、エスシタロプラム、セルトラリンでは、大きな問題はほとんどない

表39-2　大うつ病治療開始時の患者への説明

①	病名を伝える。「うつ病」「うつ病の疑い」「だいぶうつ的になっている」など
②	症状を説明する。ストレスと関係があることも伝える
③	治療は、(特に初期は)休養と抗うつ薬であると説明する
④	抗うつ薬について説明する。「抑うつ気分や気力の減退を治す薬。副作用は、5〜10%の人にのみはじめ数日間、吐気、頭痛、眠気などが起こるが、飲み続けて大丈夫。数日でなくなる。くせになる薬ではない」など
⑤	回復を保証する
⑥	周囲の人の接し方の説明(**表39-3**)
⑦	病院への連絡方法の説明
⑧	以上を簡単に説明したあとで、重要な決定を避けることを勧める

表39-3　大うつ病患者への接し方

①	病気であることを理解する
②	強い苦痛を理解する
③	治るので、焦らない。焦らせない
④	(特に初期は)負担を軽くする。休ませる
⑤	安易に励まさない
⑥	安易に気晴らしを勧めない
⑦	服薬に協力する
⑧	介護者自身の気晴らしも重要

特に注意すべきことは、安易に気晴らしを勧めないことである。うつ病は気晴らしができなくなる病気である。気晴らしを勧められると、患者は自分の気持ちの持ち方が悪いのでうつ病になったと感じることがある。安易に励まさないことと同じ程度に重要な注意点である。

表39-4　精神科医への紹介が必要な場合

- 初期治療の効果がほとんどない（大うつ病の治療を行ったが、4〜8週しても変化がみられないとき。部分的にでも改善していれば、そのまま治療を続ける）

- 抑うつ症状が強いとき
    - 一見して症状が重い
    - 不安・焦燥が強い
    - 深刻な自殺念慮、自殺企図がある
    - 妄想性うつ病
    - 接触が深まらないとき

- 双極性障害、その他の精神疾患、A群およびB群パーソナリティ障害などが疑われるとき

文献
1) Kalarchian MA, Marcus MD, Levine MD, et al.: Psychiatric disorders among bariatric surgery candidates: relationship to obesity and functional health status. Am J Psychiatry 164: 328-334, 2007
2) Mauri M, Rucci P, Calderone A, et al.: Axis I and II disorders and quality of life in bariatric surgery candidates. J Clin Psychiatry 69: 295-301, 2008
3) Rosenberger PH, Henderson KE, Grilo CM: Psychiatric disorder comorbidity and association with eating disorders in bariatric surgery patients: a cross-sectional study using structured interview-based diagnosis. J Clin Psychiatry 67: 1080-1085, 2006
4) Luppino FS, de Wit LM, Bouvy PF, et al.: Overweight, obesity, and depression: a systematic review and meta-analysis of longitudinal studies. Arch Gen Psychiatry 67: 220-229, 2010

（堀川直史）

IV-6　統合失調症患者に肥満症が起こったとき

ポイント

▶ 統合失調症患者は精神症状のための自己コントロール力低下やライフスタイルの偏り、活動量の低下、薬剤の副作用など、肥満になりやすいさまざまな要素がある。
▶ 身体状況と精神症状を踏まえたうえでの包括的な医療が求められる。

Q40　統合失調症患者には肥満症が起こりやすいのでしょうか？そうだとすればなぜですか？

統合失調症患者には肥満が生じやすい。それは**表40-1**[1,2)]に示したように、肥満になりやすい原因がいくつもあるからである。まず、精神症状に翻弄されて自分の体の管理や栄養管理ができないことがあげられ、次に、生活習慣の問題として偏食や運動不足、喫煙がある。そして最も大きな問題は向精神薬の副作用（**巻末付録**）である[3)]。

向精神薬は、ヒスタミンH1受容体やセロトニンC2受容体を遮断するため食欲増進・肥満の副作用があるものが多い[4)]。なかでも特に注意が必要なのは、リスペリドン（商品名：リスパダール）、オランザピン（商品名：ジプレキサ）、クエチアピン（商品名：セロクエル）などの第二世代抗精神病薬である。また、新しいタイプの抗うつ

薬のミルタザピン（商品名：リフレックス、レメロン）は、食欲増進・肥満の副作用だけでなく眠気が強い[3]。眠気も活動力を低下させ、体重増加と肥満の一因となる。

統合失調症という疾病は社会から避けられることが多く、患者自身もコミュニケーションが極度に苦手で内科などの受療には抵抗があるうえに、精神科医は一般的に身体疾患の診察が苦手なことも、患者の肥満を招く要因としてあげられる。

このような背景があるため、統合失調症の人の60％がBMI25以上の肥満であり、一般人口の約2倍にもなっている[5]。

表40-1 統合失調症患者に生じる肥満のさまざまな原因

	肥満になる因子	状況
①	精神症状そのものが関係する因子	幻覚妄想に圧倒され、不安焦燥感なども重なり、自身の身体管理、栄養管理ができない
②	ライフスタイルに関しての因子	喫煙、偏りのある食事、運動不足など
③	向精神薬の副作用による因子	副作用による食欲増進作用や、ふらつき眠気などによる活動力低下
④	社会とのコミュニケーション不足からくる因子	社会からの忌避や軽視、また患者自身の病態のためのコミュニケーション不足からくる身体科への受療行動への抵抗、精神科医療者の身体診察能力不十分

文献1,2)に基づいて作成した。

Q41 統合失調症の症状と、その対応で重要なことを教えてください。

統合失調症は、多彩な精神症状によって特徴づけられる複雑な疾患である。症状は4つに分類され[6]、主となる症状は陽性症状、陰性症状、認知機能障害だが[1,2,6]（**表41-1**）、治療上重要なのは幻覚、妄想である。肥満症の治療で幻覚、妄想に対しては、①患者に共感しながら、妄想については否定も肯定もしない、②妄想以外について援助の意思を示し、生活するうえで困っていることに話をシフトする、③生活するうえで困っていることに対して、その中から患者にとって抵抗のない治療法を見つけ出していく[1]というように、段階を踏んで治療関係を築きながら肥満診療へと促すのが望ましい。

表41-1 統合失調症の症状

	症状分類	詳細な症状
①	陽性症状	幻覚（知覚の異常）、妄想（思考の異常）
②	陰性症状	感覚鈍麻、自閉、意欲・発動性の低下
③	認知機能障害	情報処理能力、判断能力、実行機能の低下
④	その他	不安焦燥感、興奮、身体不定愁訴、心気症状

文献1,2,6)に基づいて作成した。

Q42 統合失調症をもつ肥満症患者の治療はどうしたらよいでしょうか？ 精神科主治医に処方の変更を依頼することなどはできますか？

統合失調症は深刻な精神疾患であり、治療を中断すると精神症状が悪化するリスクが高まる。そのため治療薬の変更は簡単ではない一方、肥満症もさまざまな合併症や突然死のリスクを

はらんでいるため、経過観察だけですまないことがある。しかし、精神科医療者は身体疾患の深刻さを認識しにくいので（**Q40**を参照）、精神科の主治医に対しては、患者の身体的問題点を具体的にあげ、それぞれのリスクについて説明したうえで、処方の変更が可能かどうか相談するのがよい。**図42-1**に示したように患者にとってのリスクとベネフィットを考えながら、患者1人ひとりに合う治療方法を専門医同士で話し合う姿勢が理想である。

図42-1 統合失調症患者に生じる肥満

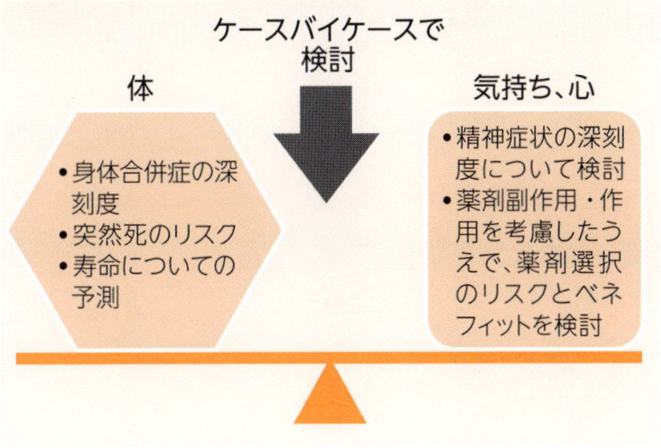

体
- 身体合併症の深刻度
- 突然死のリスク
- 寿命についての予測

ケースバイケースで検討

気持ち、心
- 精神症状の深刻度について検討
- 薬剤副作用・作用を考慮したうえで、薬剤選択のリスクとベネフィットを検討

文献
1) 徳山明広：統合失調症と生活習慣病．精神科看護 42: 4-22, 2015
2) 日本統合失調症学会（監修）：統合失調症．医学書院，東京, 2013
3) 馬場寛子：体重増加・肥満．薬事53: 75-80, 2011
4) 日本総合病院精神医学会治療戦略検討委員会（編）：向精神薬・身体疾患治療薬の相互作用に関する指針．星和書店，東京, 2011
5) 秀野武彦：抗精神病薬の副作用としての肥満対策．脳の科学 25: 461-471, 2003
6) Kay SR, Fiszbein A, Opler LA: The positive and negative syndrome scale(PANSS) for schizophrenia. Shizophr Bull 13: 261-276, 1987

（林　果林）

IV-7　外科的治療における心理的評価・治療とケア

ポイント
▶ 術前後の心理的評価およびケアは必要不可欠なものである。
▶ 患者は経過のさまざまな場面で直面する課題に対して必死に取り組むことを要求される。支援者は患者の変化を理解するとともに、患者自身が直面する課題を自らの力で解決できるよう、さまざまな方法を使ってサポートすることが重要である。

Q43　手術前の面接で明らかにすべき心理的、精神医学的な問題は何ですか？問題が見つかった場合の対策も教えてください

手術前の多くの患者は、手術に対して多大な期待を抱いている。多大な期待とは、手術をすれば、「痩せられる」「リバウンドしない」「自分の問題が全て解決する」「幸せになれる」などで、一言で言えば、手術に対して依存的である場合が多い。よって、生活習慣の改善などには意識が向いていないことが多いので、すべての患者に対して術前教育は必須となる。

術前教育のポイントは、次の2点である。

1. 手術だけでは痩せず、手術後にはリバウンドもあり得る
2. 最も重要なことは生活習慣の改善である

これらを患者が本質的に理解し、生活習慣の改善や手術前後の準備に向け主体的に行動していけるよう、支援していく工夫、仕組みづくりが重要である。

また、手術前には以下の2点についても確認する。

1. 心理的・精神医学的課題が肥満に起因する可能性
   ▶手術によって課題が改善に向かう可能性があるのか、面接などで慎重に判断する
2. 現在の疾患がコントロール可能な状況か否か
   ▶服薬や環境の改善によって心理的・精神的課題がコントロールできる状況かどうかを判断する。

これらを見極めたうえで、心理的・精神医学的課題への対応が可能かどうかを慎重に判断する必要がある。精神疾患による手術可否の判断及び手術適用基準については、一定のコンセンサスを得られたものはなく、各々の施設で最終的な手術可否の判断が委ねられる。しかしながら、コンセンサスはないとはいえ、上記の考え方をもとに考えていくこと、さらに、各々の施設に併設されている精神科／心療内科医師との連携も重要となる。もし、施設に精神科／心療内科が開設されていない場合には、他院へ紹介するなどの方法を講じ、肥満症と精神疾患の関連性及び現在の症状について、意見をもらうとよい。そのうえで、ケースバイケースになるが、図42-1に示すように、精神疾患を有していたとしても手術を実施するか否かを慎重に検討したうえで判断することが大切である。

もし、精神疾患の合併があり不安定であるため、現時点での手術が不可能と判断した場合には、その旨を明確に伝え、その患者自身がその後の生活を形成していけるよう支援することに努める。そのような場合の対応の仕方については、コミュニケーションの技術や知識が大切にはなるが、基本的姿勢として全人的に患者を支援することを念頭に置いて支援するように心がけるとよい。

Q44 手術後の患者の心理や行動で注意すべきことはありますか？その対策も教えてください。

患者の心理や行動は、術後経過時期によって変化する（図44-1）。術後1年までは、「術後のハネムーン期」と呼ばれる。体重が大きく減少し、手術前にはできなかったことができるようになり、患者は著しいQOLの向上を実感する。しかし、この時期こそ健康的な生活習慣を身につけるトレーニングが重要であることをしっかり伝えるとともに、支援者が患者とともに歩んでいく姿勢を見せることが

図44-1 術後の心理・社会的変化のフェーズ

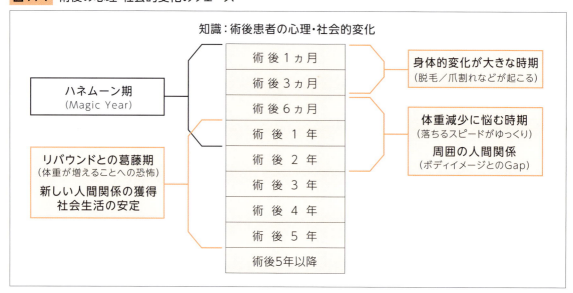

不可欠である。ハネムーン期が一生続くことはなく、術後1年以降は体重減少がゆるやかになり、体重維持の努力が求められようになる。

術後2年以降は、リバウンド不安を抱えることが多く、1日に何度も体重計に乗ったり、反対に体重測定を恐れてまったく体重計に乗らなくなるなどする。また、「もう減らないから頑張っても仕方がない」という気持ちに陥りやすい。そこで支援者は、「この時期は減らないのが普通」「維持することが重要」というメッセージを積極的に伝えることが大切である。

体重減少が止まる時期は、治療を中断してしまう患者が少なくない。その場合は、何らかのアウトリーチ活動が必要になることを理解しておくとよい。

術後2年間は、刻々と変化する体調や心理に患者は大きな戸惑いを感じることが多い。支援者は術後の心理・社会的変化のフェーズ（**図44-1**）をよく理解しておくことが重要である。ただし、これらの課題は一例であり、多様な課題が表出することも覚えておきたい。

Q45 手術後、自助グループ（サポートグループ）に参加することにはどのような効果があるのでしょうか？ このときに医療者として注意すべきことも教えてください。

劇的な体重減少や、食生活など生活習慣の変化に伴い、患者は気分の変調をきたすことが少なくないため、術後のメンタルサポートは非常に重要である。その手法はさまざまであり、決まった方法は存在しないが、海外の文献を見ると、「サポートグループによるサポート」「個別カウンセリングによるサポート」が行われていることが多い。

肥満症外科治療におけるサポートグループの目的は、「患者自らが健康的な生活習慣を身につけ、それを実践できるように、グループ学習や知識・技術の共有を行うこと」である。サポートグループの会合では、治療前後の悩み、うまくいったこと・いかなかったこと、日常生活の工夫など、さまざまなテーマが話し合われ、その中で患者の自主性を引き出し、抱えている悩みの解決につなげていく[1,2]。サポートグループをコーディネートする医療者は、肥満症外科治療の知識に加え、グループコーディネートのスキルを有していることが望ましい。

肥満症外科治療におけるサポートグループの効果については、術後の体重減少効果、リバウンドの防止、治療中断の防止、自己知覚に有用など多くの報告がある[3]。サポートグループへの参加はメンタルヘルスの向上につながり、術後に感じやすい不安を軽減すると考えられる。

文献
1) Bariatric Support Centers International: BSCI Certified Support Group Leader Guidebook. 2012
2) American Society for Metabolic and Bariatric Surgery: ASMBS Bariatric Surgery Support Group Facilitator Manual. 2015
3) Nakazato T, Kasama K: Patient/family support groups in Japan: a model to ensure the success of bariatric surgery. http://bariatrictimes.com/, March 31, 2009

（中里哲也）

Ⅴ チームとして行う心理的治療とケアの実例

　前述の心理的ケアは多職種のチームで行われる。このときのチーム医療の方法は重要だが、どの方法が優れているのかなどの資料は不十分である。そこで、本章ではいくつかの施設で実際に行われているチーム医療の方法を紹介する。

実例 1　関西医科大学健康科学センター

1 行動医学に基づく行動変容支援

　肥満症治療、特に高度肥満の人については、日常生活の活動性を増やすための具体的な運動指導や運動療法が必須である。また、行動変容を妨げている認知の歪みなどの治療は、認知行動療法などによる心理的介入が効果的である[1]。つまり、肥満症治療は、食事指導を中心に、個々の患者に合う運動指導と運動療法、そして、認知行動療法をはじめとする個人のパーソナリティーに応じた行動変容のための技法を駆使して行う。

　そのためには、行動医学に基づく一貫した指導、管理を統一されたコンセプトのもと、チーム全体で行うことが重要である[2]（**図1**）。

図1 肥満症治療のチーム医療モデル

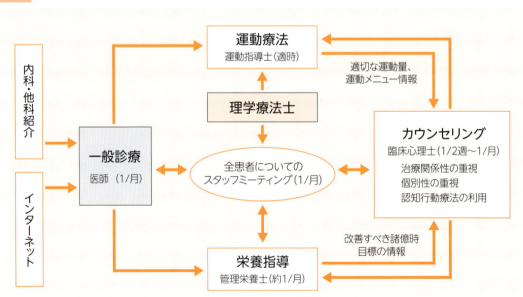

2 肥満症治療チームの構成員とその役割

1）健康運動指導士の役割

　運動療法は、個人の運動能力や持久力と筋力のバランス、運動習慣、運動歴に応じたきめ細

かな指導が必要である。運動療法を施設で行う場合、費用対効果の観点からも集団指導が原則である一方、個々の運動処方が必要なので、体育学、運動理論を習得した健康運動指導士が行うことが望ましい。また、肥満症患者の場合、過体重による変形性膝関節症を認めることが多く、整形外科医の適切な診断と、膝の負担を考慮した運動指導も必要である[3]。

2）管理栄養士の役割

行動医学の行動変容理論を理解すると、栄養指導のポイントがわかってくる。すなわち、肥満症治療の栄養指導では、一方的な摂取カロリーの設定や食べてよい食品の提示は禁忌であり、あくまでも患者本人が「できそう」「やってみたい」と思えるような食事指導に徹する。その結果、一定の減量が期待できる。肥満症患者には、摂取カロリーや食品の提示よりも、食事時間や回数、食べ方といった食行動の指導も有用である[4]。

3）臨床心理士の役割

認知行動療法に基づく肥満症治療は、管理栄養士と健康運動指導士が認知行動療法を理解していれば行うことができる。しかし実際の指導場面では、管理栄養士は食事摂取状況の把握や必要な栄養の情報提供、健康運動指導士は日常生活での運動・活動状況の把握や具体的な運動指導に多くの時間がかかり、個々の患者の行動目標や目標達成状況を確認する時間を十分にとることは難しい。また、高度肥満の場合、リバウンドの繰り返しや自己効力感の低下から、「食事療法や運動をしても減量できない」「水を飲んでも太る」など、認知に歪みのあることが多いが、自己効力感の低下、認知の歪みを修正するためには臨床心理士による適切なカウンセリングが有効である[5]。管理栄養士、健康運動指導士による専門的な指導に加え、認知の修正に臨床心理士が介入することで指導の効果が上がる（**図2**）。

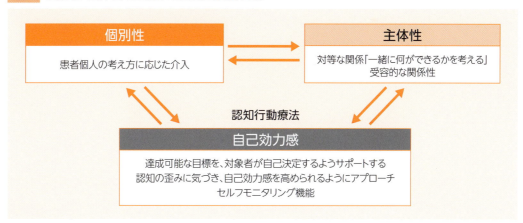

図2 個別性・主体性を重視した肥満症治療理論

3 まとめ

肥満症の治療チームに臨床心理士が加わることは、患者の個別性への対応力が向上し、患者との治療関係性をチームで共有する上でもメリットがある。何よりも、患者の自己効力感、認知の歪み、ストレス対処などについて、適切なアドバイスを行えることが大きい。さらに、スタッフの患者に対する心理的アプローチの教育、技能向上という面でも、非常に有益である。認知行動療法をはじめとする各種行動変容技法の向上において、臨床心理士の存在は重要である。

筆者らが行った、従来の食事および運動指導だけを行った場合と、それらに臨床心理士によるカウンセリングを加えた場合を比較した無作為介入試験でも、臨床心理士の介入は有意な減量効果、減量介入期間中のドロップアウトの予防や減量後のリバウンド防止効果があることを認めた[6]。

文献

1) 木村穣: 保健指導のための認知行動療法. 保健の科学 51: 606-610, 2009
2) 木村穣: 高度肥満のチーム医療とは？ 肥満と糖尿病 10: 674-676, 2011
3) 木村穣: 運動プログラムの効果と実際〜動脈硬化における運動療法の臨床的検討〜. 臨床スポーツ医学 28: 1365-1370, 2011
4) 田嶋佐和子, 馬場天信, 有川愼子, 他: 栄養指導が守れない背景分析と食行動指導の工夫〜臨床心理士を含めたチーム医療による栄養指導〜. New Diet Therapy 2: 38-42, 2005
5) 木村穣: 保健指導における認知行動療法の具体的手順. 臨床スポーツ医学 26: 447-451, 2009
6) 木村穣: 肥満症治療チームに必要な行動変容理論と各構成要員の役割. 肥満研究 18: 78-84, 2012

（木村　穣）

実例 2　滋賀医科大学医学部附属病院

外科的治療を受ける患者を治療の成功に導くためのメンタルサポート

1 はじめに

　当院では、肥満症の外科的治療において、医師（外科、内科、麻酔科、集中治療医ほか）、看護師（慢性疾患看護専門看護師、リエゾン精神看護専門看護師ほか）、臨床心理士、管理栄養士など多職種がチームで診療に当たっている。入院前プロトコールは**図1**のとおりである。

　心理的アプローチは、＜適応の判断＞＜術前教育＞＜術後指導＞＜精神的サポート＞として展開される。手術後に「期待していた結果が得られない」「予想していなかった苦痛がある」「こんなことなら手術をしなければよかった」といった、心理ダメージを受けるのを避けるために、初診時・術前

図1 入院前プロトコール

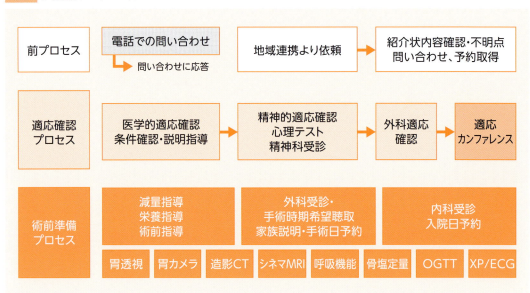

教育期間を通して、本人の期待を確認しながら、手術後のイメージをもてるような教育を行う。つまり、患者自身に、術後に起こりうる問題を想定して対処できる力を身につけてもらうところから、治療の成功を導くためのメンタルサポートは始まる。

2 手術前のアプローチ

1) 初回面接

初回面接では、体重歴や治療歴などとともに、患者が自主的な意思で受診しているか、過体重で困っていることは何か、治療で何を解決しようとしているか、どのような状態になることを期待しているかなどを確認する。

2) 除外すべき精神疾患のスクリーニング

患者は手術後の療養行動を自己管理していかなければならないので、肥満症の外科的治療が難しい精神疾患の状態にあるかについてスクリーニングを行う（**図2**）。その際は、精神的側面について精神科医および臨床心理士と連携している。具体的には、精神看護専門看護師によるM.I.N.I.（精神疾患簡易構造化面接）を使用した面接と心理士による性格検査（MMPI）の結果から、さらに精神科医による診察が必要と判断された場合に、精神科医の診察が行われる。

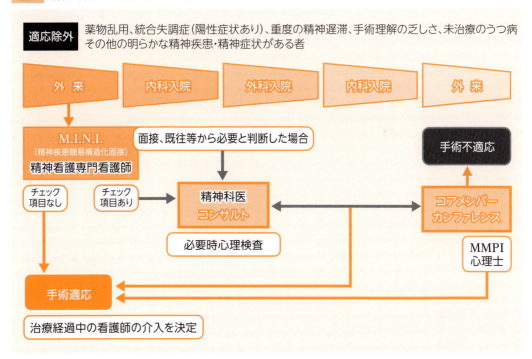

図2 精神・神経疾患のスクリーニングフロー

3) 術前教育

術前教育では、説明の一部をとらえて自分に都合よく解釈してしまうことのないよう、「地道な努力なくして、健康な体は手に入らない」という心構えを伝えるとともに、術後の状態をイメージできるシミュレーション教育を行っている。そのため、サポートグループへの参加も必須としている。自分でさまざまな状況を想定しながら対処を考えておく力をつけ、術後の状態を少しでも具体的にイメージして手術に臨めるように支援することが、術後の心理的問題の発生を予防することにつながる。

3 手術後のアプローチ

1）スタンダードケア

術後の受診時には、内科医師・外科医師の診察に加え、管理栄養士・看護師との面談なども行う。面談を通して今の状態や不安を傾聴し、体調管理や栄養管理を支援している。重要なのは、自己管理できている事柄や減量の状況を肯定的に評価し、自己効力感を上げていく関わりをすることである。

2）サポートグループの会合を開催

手術後の精神的な不安、体重が減らないことへの焦り、うまく自己管理ができない体験を語り合って共有したり、食べてよいものなどについて情報交換をしてもらい、悩んでいるのは自分だけでないという理解を促し、不安やストレスの緩和を図りながら、自己管理の意欲が向上するように働きかけている。

3）スペシャルケア

手術後、個別に精神的サポートを行う必要があるかどうか、面接時の言動や態度、そして臨床心理士が行った性格検査（MMPI）の結果を評価し、検討する。個別の精神的サポートが必要と判断された人、自ら希望した人、ほかの職種から面談依頼があった人に対して面談を行う。その際、心身の不調へのリラクゼーションやストレスマネジメントなどの精神科看護を患者のニーズに応じて行う。

術後1年間は、抑うつ気分（BDI-Ⅱ、**Q15**を参照）やQOL（SF36、**Q15**を参照）などの評価を臨床心理士が定期的に行い、精神的・身体的な問題が発生していないかどうか、調査している。もし短期間で急激に抑うつ気分が強くなっている場合は、精神看護専門看護師が患者と面談する。面談では、生活の様子や精神的な状態について確認し、問題点を整理していく。その結果、例えば手術後の生活の仕方に本人の過度の思い込みが影響し、家族との関係が悪化しているなどと適応に問題があるとわかれば、一般的な術後経過についてのレクチャーや、対処法についての話し合いを再度行い、理解を深めるとともにエンパワーメントのための心理教育を実施する。

明らかな抑うつ気分であると判断された場合は、精神科医師のコンサルテーション、専門的な治療へとつなげていく。

（伊波早苗、安藤光子、秋定有紗）

実例 3　東邦大学医療センター佐倉病院

1 はじめに

減量は自らの意思で行うものであり、患者本人の努力は欠かせない。しかし高度肥満は、食欲中枢の異常や心理社会面の問題などにより体重の自己コントロールが効かない「疾患」でもある。患者には健康になる権利があり、医療機関には患者を受け入れる責務がある。当院では、心理社会的に重症例であってもできる限り門戸を開き、生涯にわたる減量治療に伴って心理的治療・ケアを行い、患者を支え続ける体制を目指している。

2 当院における高度肥満症治療のチーム構成

　肥満症はすべて内科が窓口となり、患者にはまず内科的治療を行う。それと並行して管理栄養士、看護師、薬剤師、理学療法士と医師がチームを組み、循環器科、呼吸器科、産婦人科、整形外科などとも連携する。外科的治療を検討する場合は消化器外科と連携し、術前評価から術後の長期フォローアップまで、チーム一体となって行う。

　心理社会面の支援には精神科医、心療内科医、臨床心理士が参加し、心理知能検査を含めた患者評価をはじめ、治療やケアまで広く患者と関わる。特に外科的治療の術前評価については、全例で介入することが原則である。また、肥満症治療専任のコーディネーターを配置しており、患者と医療者、患者と家族、医療者同士の間に入って調整を行うなど、チーム医療の中心的役割を担っている。

3 メンタルヘルス専門職と非専門職、それぞれの役割

　治療方針を決める際には心理社会面の正確な評価が必要である。そこで当院では、精神科医や心療内科医の診察に加え、臨床心理士による心理・知能検査を実施している。心理テストの中でも、ロールシャッハテストは本人が意識しない認知や性格特性を把握でき、さらに精神病理性の判断に役立つため、信頼できる検査として位置づけている。

　高度肥満の患者は、精神疾患（うつ病、不安障害、知的障害、統合失調症、摂食障害など）の有病率が30〜60%と高いことが知られている[1]。明らかな精神疾患への対応はメンタルヘルスの専門職に任せるが、患者により多く接するのは内科医、管理栄養士、看護師なので、彼らがメンタルヘルスの専門職と方針を共有し、患者の心理社会面に配慮した対応をすることはとても大切である。「太りたくて太っている」患者は皆無であり、医療者は傾聴・共感的な態度で患者を受容するべきである。

　当院では、4つの認知・行動特性（「Ⅵ. 心理行動的特徴による肥満症患者4分類とそれに基づく対応」58頁参照）を提唱している。これは、患者を偏見なく理解する糸口として有用であり、チームで共有する指針としても優れている。

　多職種が協力して、患者の生い立ち、両親との関係性、学歴、職歴や職場の問題、経済、家庭内の問題、食行動、生活パターン、人生の出来事と体重推移の関連（肥満歴）を詳細に把握することも大切である。

4 チームカンファレンスの実際（特に外科的治療適応の症例について）

　当院の基準では、外科的治療の適応であっても術前に6ヵ月以上の内科通院を患者に義務付けている（図1）。内科では「3つの日課」として、①体重記録の習慣化[2]（図2）、②食事の約束事、③運動の約束事を決める。患者には「体重は減らなくてもかまわない」と伝え、まず習慣化を優先するが、数ヵ月しても自身で行動修正ができない場合は指導を強化し、それでも変化がみられなければ手術をいったん見送ることもある。

　その後、患者は2週間内科に入院する。これは手術リスクを低減するための減量と心身の精査を行うことが主な目的だが、医療者の患者理解や信頼関係構築という面でもメリットが大きい。

手術前には必ずチームカンファレンスを行い、手術適応や術後の方針を検討する。多職種で構成される肥満症治療チームが一堂に会して議論し、方針を共有することによって、質の高い医療の提供が可能となる(**図1**)。手術の適応に精神科疾患の診断名による禁忌は原則的にないが、精神症状が安定していることが必須条件である。また、患者自身の心的な資質、家族など人的資源の状況、肥満症による身体的な危機なども含めて総合的に判断し、治療が決定される。精神症状が不安定な場合は、身体的な危機の深刻度と精神症状とを比較考量し、手術を延期して精神科的治療を優先することもある。一般に術後の満足度は高いため、うつ病や食行動が改善することは多いが[3]、一部で薬物依存、アルコール依存、離婚、自殺が増えるとの報告もある[4]。

　当院のカンファレンスは患者を淘汰する場ではない。手術をするしないにかかわらず、患者の難民化を防ぎ、生涯のフォローアップを行うことが私たちの肥満症治療の信条である。

図1 東邦大学医療センター佐倉病院における肥満外科治療の術前6ヵ月プログラム

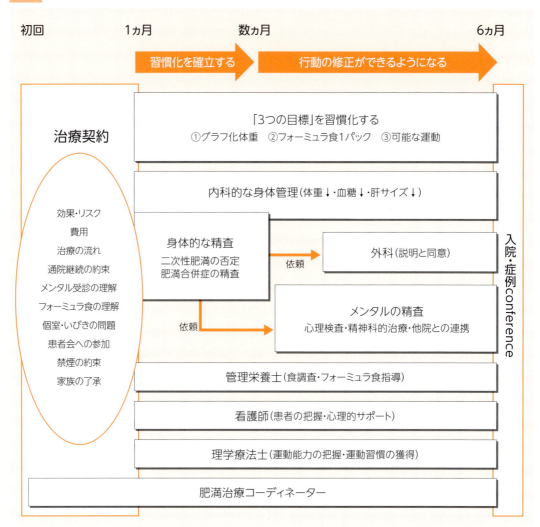

治療契約に同意した上でプログラムが開始される。6ヵ月以上中断なく内科を通院し、一定の体重減少(あるいはその達成のための努力)があれば2週間の内科入院に移り、さらなる心身の精査を行う。その後、チームカンファレンスで方針を決定し、同じチームメンバーで長期のフォローアップを行う。なお、心不全や体動困難などの身体的重症例では、外来プログラムを省略することもある。

図2 健康管理ファイル（ウェイトコントロールファイル）

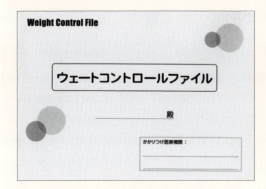 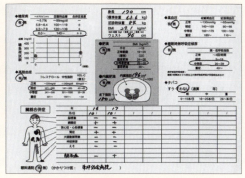
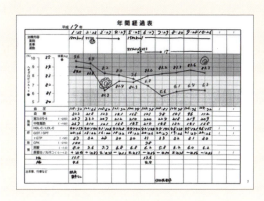 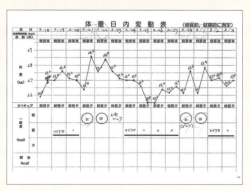

　管理栄養士や看護師が肥満症患者に個別指導を行う際に、患者が視覚的に実感をもちやすいように、東邦大学医療センター佐倉病院が独自に開発した「健康管理ファイル」。A4サイズのグラフ化データファイルで、体重日内変動表（**右下**）は患者自身が記入する。起床時と就寝時の体重をグラフ化し、さらに食事記録、フォーミュラ食の実施状況、歩数、イベントなどを記載することができる。自身の行動と体重の関連に気付き、自身で行動を修正していくことを目指す、行動療法的なツールである。

文献
1) Kalarchian MA, Marcus MD, Levine MD, et al.: Psychiatric disorders among bariatric surgery candidates: relationship to obesity and functional health status. Am J Psychiatry 164: 328-334, 2007
2) 村山直美, 前田ゆかり, 伊藤嘉晃, 他: ヘルスケアファイル（データグラフ化ファイル）を用いた糖尿病診療〜患者理解推進とチーム医療のツールとして〜. 糖尿病 47: 951-958, 2004
3) de Zwaan M, Enderle J, Wagner S, et al.: Anxiety and depression in bariatric surgery patients: a prospective, follow-up study using structured clinical interviews. J Affect Disord 133: 61-68, 2011
4) Mechanick JI, Kushner RF, Sugerman HJ, et al.: American Association of Clinical Endocrinologists, The Obesity Society, and American Society for Metabolic & Bariatric Surgery medical guidelines for clinical practice for the perioperative nutritional, metabolic, and nonsurgical support of the bariatric surgery patient. Obesity(Silver Spring) 17 Suppl 1: S1-70, 2009

〔齋木厚人、林　果林〕

実例 4 四谷メディカルキューブ

1 チーム構成

　1991年、米国国立衛生研究所（NIH）は、高度肥満症患者に外科的治療を行うにあたっては、「外科医、内科医、看護師、栄養士、運動療法士、心理療法士など、複数の専門家で構成されるチームにより、術前評価ならびに術後評価が行われること」との内容を含むコンセンサスステートメント（"Surgery for Severe Obesity"）を報告した。日本でも、2013年、日本肥満症治療学会が刊行した「日本における高度肥満症に対する安全で卓越した外科治療のためのガイドライン」に、チーム医療の重要性が述べられている。

　肥満症の外科的治療が安全かつ確実に行われることは大前提であるが、治療効果を高めるためには栄養管理や運動療法が重要となる。また、手術後は生活環境が大きく変化するため、患者はもちろん家族に対する心理社会的支援が欠かせない。当院では、医師、看護師、管理栄養士、医療ソーシャルワーカー（以下：MSW）が"減量外科チーム"を構成し、治療に当たっている。

2 治療の流れとその特徴

　当院の治療の流れは、欧米のCOE（Center of Excellence：卓越した拠点）取得施設を模しているが、その最大の特徴は「患者の主体性を重要視する」ことである。実際に、すべてのステップにおいて、患者自身が生活習慣の改善に向けた取り組みを行わなければ、次に進めない仕組みになっている（図1）。

図1 四谷メディカルキューブの治療の流れ

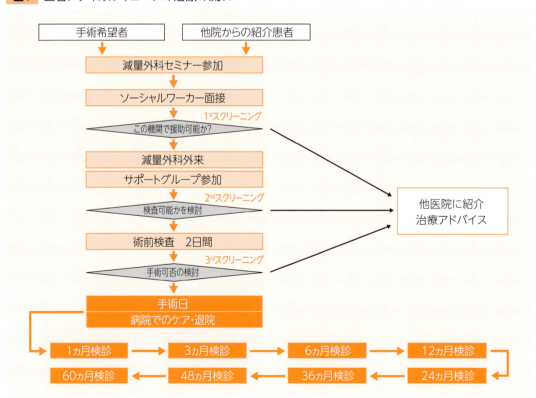

この方法を取り入れている理由は、手術は健康を手に入れるためのきっかけにすぎず、手術後の生活習慣の改善や健康的な生活習慣の獲得が必要不可欠であり、手術前から、患者自身が生活習慣改善に向けた取り組みを行わなければならないと当院では考えているからである。

3 支援とその実際

　患者自身で生活習慣の改善に向けた取り組みができるように、術後も支援を継続する努力をしている。そのための取り組みの1つがサポートグループである。サポートグループの目的はQ45で述べた通り、「患者自らが健康的な生活習慣を身につけ、それを実践できるように、グループ学習や知識・技術の共有を行うこと」である。

　下記はサポートグループに参加した患者の声だが、患者同士が情緒面でサポートし合っている様子が感じ取れる。

- ▶ 1人じゃないことがわかった
- ▶ 仲間がいて心強い
- ▶ 不安に思っていることが消えた
- ▶ 同じ食事を食べられることがうれしかった
- ▶ 話をして自信につながった
- ▶ 生活に戻って安心できた
- ▶ ここに来るとモチベーションを保っていられる
- ▶ サポートグループに出席した後は体重が減っている

　このような情緒的な交流はメンタルヘルスの向上をもたらし、不安が少ない状態でその後の生活を送ることに寄与すると考えられる。

4 まとめ

　これから治療に臨もうとする患者、そして既に治療を受けた患者は治療チームの一員であり、医療者には患者と悩みを共有し、ともに解決していく姿勢が求められる。さらに、患者同士がつながるためのサポートグループを組織し、心理的・社会的支援の仕組みを作ることも重要である。

（中里哲也）

VI 認知行動的特徴による肥満症患者4分類とそれに基づく対応

1 なぜ「4分類」が必要か

　精神疾患や、知的能力、認知、性格面に偏りをもつ患者に対して、医療者は偏見を抱きやすい。そのために患者との関係が悪化したり、医療者側の治療意欲が低下するといった問題もしばしば起こる。患者の言動に医療チームが惑わされることなく、患者を正しく理解することは、患者を安心させ、現場の混乱を最小限に抑えることにもつながる。「4分類」は、患者の認知行動パターンの理解を容易にするツールとして、またチームで共有する物差しとして、東邦大学医療センター佐倉病院で考案された。

2 「4分類」を規定する2つの座標軸

　患者が肥満症への適切な危機意識をもち、適切な受療行動をすることで、最終的に患者が独りよがりでない自己コントロール力を身に着けることが、肥満症治療の理想形である。しかしながら、肥満症患者の認知や行動には歪みのあるケースがほとんどである[1]。本4分類では、この認知と行動の歪みに着目し、まず肥満症への危機意識が低すぎるタイプ、あるいは過剰であるタイプに分け、これを縦軸とした。次に、肥満症患者の受療行動について、極端に自己完結的で医療者を頼ろうとしないタイプと、依存したり不安や混乱を与えて医療者を巻き込もうとするタイプに分け、これを横軸とした(**図1**)。肥満症治療と並行して、医療者側は患者が4分類のどの象限に当てはまるかを理解したうえで、認知・行動の適正化(≒表の中心部に向かうこと)を図っていく。

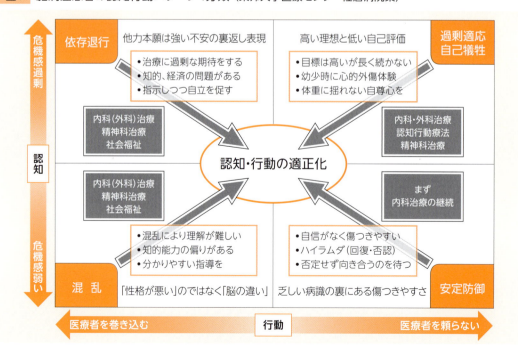

図1 肥満症患者の認知行動パターン4分類（東邦大学医療センター佐倉病院案）

3 4つのタイプ

1)「安定・防御」: 乏しい病識の裏に傷つきやすい心があると理解する

「病識がない」と評価されやすい群である。表面的には穏やかだが、それは問題を避けたり無視したりしているためで、無理に行動の変化を求めると怒りや不安などの感情を強めてしまう。ロールシャハテストの「ハイラムダ」は、外部からの複雑であいまいな刺激を単純化して理解する傾向を示す指標だが、高度肥満では「ハイラムダ」の頻度が高い[2]（図2）。つまり「病識がない」裏には、問題を直視できない恐怖感が隠れていると理解したほうがよい。

医療者は、患者を否定しないような関わりを繰り返しながら、患者が治療に前向きになるのを待つ必要がある。「安定・防御」が強い人の場合、積極的治療が治療を中断するきっかけになり、かえって病態を悪化させることにもなる。それを避けるために、体重減少や検査結果などがいまひとつでも、治療に通い続けることを肯定、評価しながら、内科治療の継続をまず目標とする。その後長く診療を行う中で、本人の病識が高まったら次の治療方法を検討する。

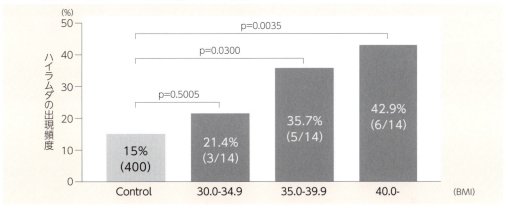

図2 ロールシャハテストにおける肥満度別のハイラムダ出現頻度の比較
（東邦大学医療センター佐倉病院における検討）

ハイラムダスタイルとは、複雑で曖昧な刺激を過度に単純化する性格傾向を示し、次のような特徴をもつ。
①問題を回避しようとし、逃避的態度や防衛的態度を示す
②表面的な形式に従う傍観者的態度や非個性的行動をとる
③直接的な環境に形式的にしたがうので、過去や未来よりも現在に関心が強い
④自発性・創造性・感受性を欠き、固執的思考や行動を示しやすい
肥満症治療においては、自発的に減量治療を行うことが困難な性格特性であり、リバウンドや通院中断と関連することが分かっている。p値はχ2検定による。（文献2より引用）

2)「過剰適応・自己犠牲」: 高い理想の裏に低い自己評価があると理解する

目標高く頑張るものの、成果が出ないと短期間であきらめてしまう群である。その裏には、自分は「頑張らなければ」「役に立たなければ」価値がないという認知と低い自己評価がある。彼らの成育歴を調べると、親からの厳格な教育、あるいは心的外傷体験（育児放棄、虐待、両親の離婚・死別など）を経験していることが多い。

肥満症への危機感は高いため、内科・外科を問わず減量治療の導入は比較的スムーズで、はじめは減量に伴って自己肯定感が向上しやすいが、体重が停滞あるいは増加したときに自己評価が揺れる。患者、医療者とも目先の体重の増減に一喜一憂せず、目標は体重ではなく将来の健康であることを伝え、長い目で見ていくことが大切である。本人の受け入れがあれば、認知行動療法などの心理療法を併用することが望ましい。

3) 「依存・退行」：他力本願の裏に自立への強い不安があると理解する

　　外科的治療や薬物治療に過大な期待をしたり、手厚い医療を受けることが当然のよう振る舞う一方、減量がスムーズにいかないと自分以外に原因を求める傾向のある群である。その矛先は医療者にも向けられ、自立を促そうとすると強く抵抗されるため、医療者は患者に負の感情を抱きやすい。しかし、患者がそのような行動をとる背景には、多くの場合知的な問題や経済的問題が隠れている。彼らの困った行動は、社会を生き抜くために身につけてきたものであり、実は心細く、不安な状況にさらされているがゆえのものである。そのため、社会福祉の援助が必要なことも多い。

　　医療者には、近すぎない距離感の中で辛抱強く、できる限りの自立を促すような関わり方が求められる。患者は手術を積極的に希望することが多いが、治療契約が適切に行われ、かつ長期的な身体的、医療経済的メリットがあると判断された場合に選択されるべきである。

4) 「混乱」：「性格が悪い」のではなく「脳の違い」であると理解する

　　不安や混乱で何度も同じ質問をしたり、1つのことにこだわると他の話が耳に入らなかったり、また話が次々と飛び、医療者も混乱に巻き込むような群である。肥満症には発達障害や知的障害などが隠れていることが多い。当院の検討では、高度肥満症は知能検査（WAIS-Ⅲ）で特に知覚統合が低い傾向にあった。これは、情報が複雑化すると整理できなくなり、不安や恐怖感をコントロールできずに混乱するという特性を反映している。

　　医療者は患者を否定せず、傾聴・共感的に受け入れ、指導に用いる言語は曖昧さや複雑さを避け、患者にとってわかりやすい視覚的な情報も積極的に使用するとよい。治療方針はできるだけシンプルなものにして、本人の理解度や安心感を確認しながら、身近な目標に集中してもらうのが望ましい。患者が苦手なことは医療、社会、家族がカバーしながら、本人の潜在能力が最大限に発揮できるようサポートしていく。

文献

1) 林果林, 端こず恵, 神前裕子, 他: 肥満症患者の心理的側面の特徴〜ロールシャッハ変数の比較分析から〜. 心身医56: 920-930, 2016
2) 小山朝一, 宮下洋, 山村重雄, 他: ロールシャッハ・テストを用いた肥満症患者の性格特性分析〜ハイラムダスタイルについて〜. 肥満研究 15: 39-44, 2009

〈齋木厚人、林　果林〉

巻末付録 抗うつ薬と抗精神病薬を数ヵ月以上使用したときの体重変化

大分類	分類	一般名	商品名	体重変化	データの量と質	(日本の薬剤添付文書の糖尿病と肥満に関する記載)
抗うつ薬	三環系抗うつ薬	アミトリプチリン	トリプタノール	↑↑	不十分	糖尿病、肥満に関する記載なし
		イミプラミン	トフラニール	↑	不十分	糖尿病、肥満に関する記載なし
	選択的セロトニン再取り込み阻害薬(SSRI)	エスシタロプラム	レクサプロ	→	十分	糖尿病、肥満に関する記載なし
		セルトラリン	ジェイゾロフト	→	不十分	糖尿病、肥満に関する記載なし
		パロキセチン	パキシル	↑	不十分	糖尿病、肥満に関する記載なし
		フルボキサミン	デプロメール、ルボックス	→	不十分	糖尿病、肥満に関する記載なし
	その他	デュロキセチン	サインバルタ	→	十分	糖尿病、肥満に関する記載なし
		ベンラファキシン	イフェクサー	→	不十分	糖尿病、肥満に関する記載なし
		ミルタザピン	リフレックス、レメロン	↑↑	十分	糖尿病、肥満に関する記載なし
抗精神病薬	第一世代抗精神病薬	クロルプロマジン	ウィンタミン、コントミン	↑	不十分	糖尿病、肥満に関する記載なし
		スルピリド[a]	ドグマチール	↑	不十分	糖尿病、肥満に関する記載なし
		ハロペリドール	セレネース	↑	十分	糖尿病、肥満に関する記載なし
		レボメプロマジン	ヒルナミン、レボトミン	↑	不十分	糖尿病、肥満に関する記載なし
	第二世代抗精神病薬	アリピプラゾール[a]	エビリファイ	→	十分	糖尿病患者、糖尿病の危険因子(肥満が含まれる)をもつ患者に慎重投与 [b]
		オランザピン[a]	ジプレキサ	↑↑	十分	糖尿病患者に禁忌、糖尿病の危険因子(肥満が含まれる)をもつ患者に慎重投与
		クエチアピン[a]	セロクエル	↑	十分	糖尿病患者に禁忌、糖尿病の危険因子(肥満が含まれる)をもつ患者に慎重投与
		リスペリドン	リスパダール	↑	十分	糖尿病患者、糖尿病の危険因子(肥満が含まれる)をもつ患者に慎重投与 [c]

系統的レビュー[1,2]、その他個別薬剤に関する文献などに基づいて作成した。参考のため、日本の薬剤添付文書の糖尿病と肥満に関する記載も付記した。
(a) 少量で抗うつ作用があり、うつ病に処方されることがある。
(b) 糖尿病の発病、悪化の危険性は低く、観察しつつ糖尿病患者に使用可能。
(c) ジプレキサ、セロクエルと同等の注意が必要で、糖尿病患者には使用しないことが望ましい。

文献
1) Bak M, Fransen A, Janssen J, et al.: Almost all antipsychotics result in weight gain: a meta-analysis. PLoS One 9: e94112, 2014
2) Serretti A, Mandelli L: Antidepressants and body weight: a comprehensive review and meta-analysis. J Clin Psychiatry 71: 1259-1272, 2010

(堀川直史)

索引

ア

アサーショントレーニング	34
安定・防御	59
依存・退行	60
医療者の苦手意識	13
ウェイトコントロールファイル	55
ウェクスラー知能検査（WAIS）	25
うつ状態	19, 40
うつ病	15, 16, 19, 40, 41, 42, 43, 51, 53, 54, 61
うつ病性障害	15, 16, 40
うつ病の治療	41
うつ病と肥満症は併発	40

カ

外発的摂食	18
回避性パーソナリティ障害	17
学習性無力	13
課題設定	31
過剰適応・自己犠牲	59
過食	19, 38
過食性障害	9, 15, 16, 38, 39
過度の一般化	36
患者に寄り添う	21, 27
患者の身になる	27
患者の「自己決定」	28, 29
患者の自己決定権	28
患者－治療者関係	18
患者を支える	27
感情的共感	28
感情をコントロールするために食べる	8, 9
気晴らし食い	9, 13, 14
逆制御現象	19
共感	24, 27, 44, 53, 60
協力的な治療関係	7, 14, 27, 28, 30
傾聴	27, 28, 52, 53, 60
減食とその挫折を繰り返す	8
言語性IQ	26
向精神薬	16, 39, 40, 43, 44
抗てんかん薬	10, 39
行動変容ステージモデル	31, 32
抗不安薬	42
交流分析	19
コーディネーター	53, 54
困難な問題を回避する傾向	12, 14, 32
混乱	25, 26, 58, 60

サ

再発防止訓練	34
サポートグループ	47, 51, 52, 56, 57
刺激統制	33, 34, 35
指導・教育	7, 14, 27, 28, 29, 30
自閉症スペクトラム障害	26
社会的スティグマ	13
集団（グループ）療法	33, 37
術後の心理・社会的変化のフェーズ	46, 47
準備性	31
情動的空腹感	35
情動的摂食	19
初期治療	41, 43
食行動	8, 9, 10, 13, 14, 16, 18, 19, 20, 21, 22, 23, 25, 32, 37, 49, 53, 54
食行動異常	12, 13, 16, 18, 19, 20
食行動の特徴	8, 10
診断基準	9, 16, 17, 40, 41
心理的ケアの2つの役割	7
心理的ストレス	18, 19
心理的特徴	12, 14, 16, 17, 18, 19, 32
心理テスト	18, 19, 41, 50, 53
睡眠関連食行動	8, 9, 10
睡眠時無呼吸症候群	10
睡眠時遊行症	10
睡眠薬	10, 42
睡眠薬の副作用	10
ストレス	9, 18, 19, 20, 21, 23, 24, 32, 33, 34
ストレス因子	9, 13, 14, 16, 21, 23, 41
ストレス状態	9, 12, 13, 14
ストレス対策	23
ストレス対処行動	19
成育歴	59
性格傾向	12, 18, 19, 20, 23, 59
生活習慣	11, 18, 32, 34, 37, 43, 45, 46, 47, 56, 57
生活習慣改善法	34
精神科医への紹介	41, 43
精神疾患	15, 16, 17, 18, 23, 37, 38, 40, 43, 44, 46, 51, 53, 58
精神疾患の診断	15, 16, 38
精神疾患のスクリーニング	51
精神疾患の有病率	15
精神遅滞	16, 25, 26, 51
生理的空腹感	35
摂食障害	15, 16, 19, 38, 53
摂食衝動	8, 9, 10
情動	19
セルフケア	13, 14, 28, 31, 40, 41
セルフモニタリング	34, 49
全か無か思考	36
選択的セロトニン再取り込み阻害薬	10, 39, 41, 42, 61
選択的抽出	36
ソーシャルサポート	34

タ

大うつ病	15, 16, 40, 41, 42, 43
大うつ病の診断基準	41
対人関係	8, 9, 12, 19, 23, 25, 26, 39, 47, 52, 57, 58, 59, 60
チーム医療	48, 53, 56
チームカンファレンス	53, 54
知的能力	25, 26, 58
注意欠如・多動性障害（ADHD）	26
治療の必要性・重要性の否定	14
治療場面で生じる回避	14
動機づけ	25, 31, 32
統合失調症	16, 43, 44, 45, 51, 53
動作性IQ	26

ナ

認知行動療法	29, 33, 34, 35, 36, 37, 39, 48, 49, 58, 59
認知再構成	33, 34, 36
認知的共感	27, 28

ハ

パーソナリティ障害	17, 43
パーソナリティ障害の有病率	17
ハイラムダ	58, 59
発達障害	25, 26, 60
話の聞き方	27, 28, 30
反応妨害/習慣拮抗法	33, 34, 35
低い自己評価	12, 13, 14, 16, 17, 32, 40, 58, 59
肥満症患者の心理的特徴	12, 17, 32
肥満症と精神疾患の関係	16
肥満症の原因	7, 9, 14
肥満症の見方	7
肥満関連QOL尺度	18, 20
肥満をもたらす食行動	18, 19
不安	8, 9, 12, 19, 23, 25, 26, 43
ペイシャント・エンパワーメント	27, 28, 29

マ

むずむず脚症候群	10
むちゃ食い	8, 9, 13, 14, 16, 19, 37, 38, 39
むちゃ食い障害	9, 15, 16, 38
メンタルサポート	47, 50, 51
モチベーション強化	34
目標設定	34
問題解決技法	33, 34, 35

ヤ

夜間摂食症候群	8, 9, 10
夜間の多食	9
抑うつ	8, 12, 16, 18, 19, 35, 39, 41, 42, 43
抑制的摂食	19

ラ

ロールシャッハテスト	19, 53

アルファベット

BDI-Ⅱ	19, 20, 52
C群パーソナリティ障害	17
lifestyle modification	34
DSM	16
DSM-Ⅳ	16, 40
DSM-5	16, 38, 40
M.I.N.I.	51
MMPI	51, 52
QOL	11, 18, 20, 46, 52
SF36	52
SSRI	10, 39, 41, 42, 61
WAIS-Ⅲ	25, 60

執筆者一覧

編集代表	堀川　直史	（埼玉医科大学かわごえクリニック　メンタルヘルス科）
執　　筆	秋定　有紗	（滋賀医科大学　精神医学講座）
	安藤　光子	（滋賀医科大学医学部附属病院　看護部）
	五十嵐友里	（埼玉医科大学　総合医療センター　メンタルクリニック）
	伊波　早苗	（社会医療法人誠光会　草津総合病院　看護部）
	木村　　穣	（関西医科大学健康科学センター）
	小牧　　元	（国際医療福祉大学　福岡保健医療学部）
	齋木　厚人	（東邦大学医療センター佐倉病院　糖尿病・内分泌・代謝センター）
	中里　哲也	（四谷メディカルキューブ　減量・糖尿病外科センター）
	野崎　剛弘	（九州大学大学院　医学研究院　心身医学分野
	林　　果林	（東邦大学医療センター佐倉病院　メンタルヘルスクリニック）
	堀川　直史	（埼玉医科大学かわごえクリニック　メンタルヘルス科））
編集協力	足達　淑子	（あだち健康行動学研究所）

◎日本肥満症治療学会　メンタルヘルス部会

委 員 長	堀川　直史	（埼玉医科大学かわごえクリニック　メンタルヘルス科）
委　　員	足達　淑子	（あだち健康行動学研究所）
	安藤　光子	（滋賀医科大学医学部附属病院　看護部）
	五十嵐友里	（埼玉医科大学　総合医療センター　メンタルクリニック）
	井上　郁夫	（埼玉医科大学内科学内分泌・糖尿病内科部門）
	伊波　早苗	（社会医療法人誠光会　草津総合病院　看護部）
	木村　　穣	（関西医科大学健康科学センター）
	兒玉　多曜	（栃木厚生連　下都賀総合病院　外科）
	小牧　　元	（国際医療福祉大学　福岡保健医療学部）
	齋木　厚人	（東邦大学医療センター佐倉病院　糖尿病・内分泌・代謝センター）
	白井　厚治	（誠仁会みはま病院　研究開発部）
	中里　哲也	（四谷メディカルキューブ　減量・糖尿病外科センター）
	野崎　剛弘	（九州大学大学院　医学研究院　心身医学分野）
	林　　果林	（東邦大学医療センター佐倉病院　メンタルヘルスクリニック）